척추질환,
비수술 치료에
주목하라!

**척추질환,
비수술 치료에
주목하라!**

펴낸날 초판 1쇄 2015년 6월 25일 | 개정판 1쇄 2022년 11월 30일

지은이 신명주

펴낸이 임호준
출판 팀장 정영주
편집 김은정 조유진 이상미
마케팅 길보민 이지은
경영지원 나은혜 박석호 황혜원

일러스트 영수
인쇄 (주)상식문화

펴낸곳 (주)헬스조선 | **발행처** (주)헬스조선 | **출판등록** 제2-4324호 2006년 1월 12일
주소 서울특별시 중구 세종대로 21길 30 | **전화** (02) 724-7664 | **팩스** (02) 722-9339
페이지 www.vita-books.co.kr | **블로그** blog.naver.com/vita_books

© 신명주, 2022

이 책은 저작권법에 따라 보호를 받는 저작물이므로 무단 전재와 무단 복제를 금지하며,
이 책 내용의 전부 또는 일부를 이용하려면 반드시 저작권자와 (주)헬스조선의 서면 동의를 받아야 합니다.
책값은 뒤표지에 있습니다. 잘못된 책은 바꾸어 드립니다.

ISBN 979-11-86512-95-1 13510

비타북스는 독자 여러분의 책에 대한 아이디어와 원고 투고를 기다리고 있습니다.
책 출간을 원하시는 분은 이메일 vbook@chosun.com으로 간단한 개요와 취지, 연락처 등을 보내주세요.

척추명의 명주병원 신명주 병원장의 척추 건강가이드

척추질환, 비수술 치료에 주목하라!

신명주 지음

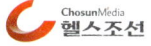

여는 글

행복하고 싶다면
먼저
척추를 돌봐라

"아프지 말고 건강해라."

나이 지긋한 어르신들이 말씀하시는 흔한 덕담이다. 그런데 인사치레로 흘려들었을 법한 이 말이 어느 순간 절실하게 와 닿을 때가 있다. 흰머리가 희끗희끗해지기 시작할 때가 그렇고, 심하게 아파서 '건강'이라는 두 글자의 소중함을 깨닫게 될 때 역시 그렇다.

100세 시대에 건강하지 않은 채로 오래 살기만 하는 것은 의미가 없다. 건강과 활력을 유지하면서 장수하는 것이라야 잘사는 삶, 진정한 의미의 '웰빙'인 것이다. 그런데 많은 사람들이 건강하게 살기를 바라지만 건강을 지키는 것에는 참 무심하다.

담배가 몸에 해롭다는 것을 알면서도 금연을 실천하지 못한다. 건강에 좋지 않다는 것을 알면서도 간편하고 자극적인 인스턴트식품을 즐겨 먹는다. 운동해야겠다고 매일 말하면서도 일주일에 30분도 채 걷지 않는 게 요즘 사람들이다. 허리 건강은 말할 것도 없다. 건강할 때 건강을 지키면 쉽고 간단한 것을, 그것을 몸소 실천하기까지 꽤 오랜 시간이 걸린다.

1만 시간. 신경외과 전문의로서 척추환자들과 만나온 시간이다. 우리는 지난 10년 동안 3만 명이 넘는 척추질환자들의 허리병을 고쳐왔다. 우리가 선택한 것은 수술이 아닌 비수술 치료법이다. 척추 수술은 비수술 치료에 비해 위험성이 있고 후유증과 재발 빈도도 높다. 고령의 만성질환을 앓고 있는 척추환자에게는 특히 더 위험하다. 그래서 수술은 가장 마지막에 남겨두고, 비수술 치료에 집중했다. 그 결과 열에 아홉은 지긋지긋한 통증에서 벗어날 수 있었고, 어느덧 그 숫자가 3만 명을 훌쩍 넘고 있다.

강산이 한 번 바뀌는 동안 척추 치료의 공식도 '수술'에서 '시술'로 바뀌어가고 있다. 환자들도 달라졌다. 고질병 같던 허리병이 비수술로 완쾌되면서 비수술 치료 효과에 대한 생각이 조금씩 변하기 시작했다.

비수술 치료로도 얼마든지 척추질환 치료가 가능하다는 것을 증명해 보이기까지 우여곡절이 많았다. 10년 동안 척추디스크와 척추관협착증에 비수술적인 치료를 도입해 허리 통증, 다리 저림과 시림, 발바닥 통증 등을 제거해 환자들에게 새로운 삶을 선물했다. 고통스러운 통증에서 해방되어 이전보다 편안하고 행복하게 사는 모습을 지켜보면서 느낀 보람과 희열은 말로 다할 수 없다. 하지만 단순히 환자를 치료하고 느낀 보람이 전부였다면 이처럼 오랫동안 비수술 치료의 연구와 실행에 몰두하지 않았을 것이다.

지난 10년은 건강한 척추야말로 우리 삶의 질을 한층 높이고 윤택하게 만들어준다는 신념을 확인하는 시간이었다. 앞으로의 10년은 행복한 인생을 가로막는 통증을 없애줌으로써 편안하고 안락한 삶을 열어주는 안내자로 우뚝 서고 싶다. 통증으로 아무 일도 할 수 없었던 환자를 고통의 늪에서 벗어나게 해주고, 매일 한 움큼씩 삼켜야 했던 진통제와 이별할 수 있게 도와주며, 통증 없이 세상과 당당하게 맞설 용기 얻게 해주는 척추 치료에 힘을 쏟고 싶다. 그렇게 이전의 삶보다 한층 빛나는 제2의 인생을 맞이할 수 있도록 새로운 인생의 문을 열어주는 일이야말로 의사가 보여줄 수 있는 의술의 최고치가 아닐까 생각한다.

건강하고 행복하게 잘살고 싶다면, 허리를 먼저 돌보라고 말해주고 싶다. 그 방법을 잘 모르는 사람들을 위해 이 책에 통증 없는 삶을 살기 위한 조언을 담았다. 이 책이 100세 시대를 맞는 모두에게 통증에서 해방되는 길로 안내할 수 있다면 더 바람은 없겠다.

2022년 11월
신명주

CONTENTS

4 여는 글 _ 행복하고 싶다면 먼저 척추를 돌봐라

PART I

척추,
누구나 평생 한 번은
아프다

15 제발 내 허리병 좀 고쳐주시오
21 허리병은 하루아침에 생기지 않는다
31 완치가 없는 국가대표급 고질병
36 척추도 나이를 먹는다
41 허리병에도 유행이 있다
47 이제는 비수술 치료가 대세다
52 척추가 건강해야 삶이 즐겁다

PART 2

일상을 망치는 척추질환

- 59 비뚤어진 자세가 불러들인 만성병, 허리디스크
- 70 스마트 기기 사용으로 발병이 늘었다, 목디스크
- 79 10대부터 중년까지 허리 건강을 위협한다, 척추측만증·척추전만증
- 88 몸짱 되려다 허리 통증이 심해졌다,
      급성 허리 통증(요추염좌·급성 허리디스크)
- 96 통증 얕보다 더 큰 병으로 키웠다, 만성 허리 통증
- 103 수술한 허리병이 재발했다, 척추수술실패증후군

PART 3

노년을 망치는 퇴행성 척추질환

- 111 세월이 불러들인 허리병, 노인성 디스크
- 120 증상이 다양해 다른 병으로 오해하는 경우가 많다, 척추관협착증
- 129 기침만 해도 뼈가 부러질 수 있다, 척추압박골절
- 136 중년 여성을 위협하며 소리 없이 찾아온다, 골다공증
- 140 우울증에 빠뜨리는 슬픈 꼬부랑할머니병, 척추후만증
- 145 척추뼈에 이상이 생기면 찾아온다, 척추분리증·척추전방전위증
- 152 치료가 까다로워 더 고통스럽다, 만성질환자의 척추질환

PART 4

척추 질환을
고친 사람들이 선택한
통쾌한 치료법

161   여전히 척추 수술을 권하지 않는 이유
168   초기 디스크 치료에 효과적이다, 경막외유착박리술
174   진단과 치료를 동시에 해결한다, 경막외내시경시술
180   문제 있는 디스크를 직접 치료한다,
      고주파수핵감압술·디스크내플라즈마감압술
188   난치성 척추관협착증도 치료한다, 척추협착풍선확장술
194   그 밖의 비수술 치료법,
      척추체성형술·프롤로테라피·척추 교정 도수치료
200   비수술 치료 효과를 200% 높인다, 비수술 복합치료
207   수술이 꼭 필요할 때가 있다,
      현미경디스크제거술·협착증현미경확장술·인공디스크치환술·척추유합술
213   통증에 대한 모든 것을 치료한다, 척추신경조절 치료

PART **5**

생활 속에서
실천하는
건강한 척추 라이프

- 225 한 살이라도 젊을 때 운동하라
- 230 자세만 고쳐도 통증이 사라진다
- 234 척추에 좋다는 민간요법, 얼마나 믿을 수 있을까?
- 239 통증을 유발하는 생활 속 나쁜 습관 버리기
- 243 삼시 세끼 골고루 먹으면 영양제 따로 필요 없다
- 248 어느 병원이 좋을까, 스마트한 병원 선택법

PART **6**

몸과 마음의
균형을 살려 주는
척추 테라피

- 255 통증을 없애주는 척추 마사지
- 259 하루 20분 해바라기로 자연치유력을 높여라
- 262 스트레스 관리로 면역력을 키운다
- 266 질 좋은 수면으로 척추 건강을 지킨다
- 270 몸의 균형을 바로잡아주는 4가지 테라피

* 이 책에 등장하는 사례자의 이름은 모두 가명으로 처리되었음을 알려드립니다.

척추,
누구나
평생 한 번은
아프다

PART I

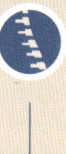

건강한 척추를 유지하는 데에는 왕도도 없고 지름길도 없다. 정직하게 관리하면서 노화를 늦추는 게 최선이다. 척추는 아는 만큼, 관리한 만큼 오래 쓸 수 있다.

제발 내 허리병 좀 고쳐주시오

어느 97세 노인의 고백

한 백발성성한 노인이 진료실로 들어섰다. 가족들 부축을 받긴 했어도 건강은 비교적 양호해 보여 나이를 물으니, 올해 97세라고 했다. 놀랍게도 100세를 목전에 둔 장수인이었다.

그런데 노인은 아픈 곳을 묻기도 전에 허리 통증부터 호소했다. 잔뜩 일그러진 표정을 보니 적지 않은 시간을 통증에 시달린 듯했다. 가족들은 고령에 수술은 무리가 아니겠느냐며 행여 치료 도중 큰 변이나 당하지 않을까 노심초사했다. 하지만 치료에 대한 노인의 의지는 매우 완강했다.

"화장실 가는 게 저승길보다 더 고통스럽소. 하루를 살아도 좋으니 제발 내 허리병 좀 고쳐주시오!"

마지막 지푸라기라도 잡는 심정이었을까? 노인의 목소리에서 간절함이 묻어났다. 고령에도 화장실 가는 일만큼은 스스로 처리해왔는데 통증으로 이마저 할 수 없게 되자, 노인은 극심한 실의에 빠진 듯 보였다. 자식들에게 못할 짓 시킨다는 자괴감이 통증만큼 노인을 괴롭혔던 것이다.

노인의 병명은 척추관협착증으로 전형적인 퇴행성 질환이었다. 병증이 상당히 진행된 터라 치료가 시급했지만 고령이라 수술은 확실히 위험 부담이 컸다. 그래서 치료 위험성은 낮으면서 효과는 높은 비수술 치료를 권했다.

시술한 날 오후, 노인은 그토록 소원하던 나홀로 화장실 출입에 성공했다. 아이처럼 환하게 웃으며 몇 번이고 감사의 인사를 전하던 노인의 모습, 삶이 질병의 고통을 이겨낸 순간이었다.

참다 참다 큰 병 만드는 허리 통증

요즘 세상에 허리 한 번 아파보지 않은 사람이 있을까? 누구나 한두 번은 크고 작은 허리 통증을 겪는다. 마흔 언저리만 되어도 슬슬 아파오기 시작하는 게 허리다. 젊다고 해서 꼭 덜한 것도 아니다. 과신하며 무리했다가 병원에 실려 오기 딱 좋은 게 허리병이다.

2013년 기준으로 우리나라의 허리·목디스크 환자는 270만(2014년 국민건강보험공단 통계) 명을 넘어섰다. 가벼운 허리 통증부터 심각한 척추질환까지 매년 4.8%씩 꾸준히 증가하는 추세다. 예전에는 40~60대 환자들이 절대적으로 많았다면, 요즘에는 그렇지도 않다. 길어진 수명 덕분에 70, 80대 이상 고령 환자도 눈에 띄게 늘었고, 20, 30대 젊은 직장인과 10대 환자도 많아졌다. 남녀노소 다양한 연령의 환자들이 갖가지 척추질환을 안고 병원을 찾는 요즘은 가히 '허리병의 시대'다.

허리병이라고 하면 두말 할 것도 없이 '통증'부터 떠오른다. 증상이 오래될수록 통증은 더 심해진다. 직원 수백 명을 거느린 근엄한 사장님도 통증 앞에서는 속수무책이다. 돈도

밥도 다 싫으니 제발 통증 좀 없애달라며 눈물을 보인다. 덩치가 산만 한 총각도 체면 불사이긴 마찬가지. 통증을 이기지 못해 아이처럼 엉엉 울기도 한다.

그런데 많은 환자들이 통증을 참고 참다가 큰 병을 만들어 병원을 찾는다. 그러다 보니 통증은 참을 수 있는 수준을 훌쩍 넘어 '아파서 죽겠'는 상태까지 가 있다. 조금만 더 빨리 내 몸을 살피고 관리했더라면 좋았을 것을, 호미로 막을 일을 가래로 막는 안타까움은 의사도 환자 못지않다.

허리병을 만만히 여겼다가는 큰 코 다치기 딱 좋다. 의사를 일찍 만날수록 통증도 덜하고 치료비도 덜 든다. 그럼에도 적지 않은 환자들이 고통의 한계치에 다다라서야 병원 문을 들어선다. 당연히 환자 상태가 온전할 리 없다. 양쪽에 보호자 부축을 받는 노인들은 그나마 보기에 나은 편이다. 젊은 허리병 환자들은 119 구급차 침대에 실려 오기도 한다. 젊음을 앞세워 통증을 무시했다가 걷지도 못할 만큼 상태가 악화된 것이다. 가랑비에 옷 젖듯이 사소한 통증이 하루아침에 척추를 무너뜨릴 수 있다.

죽을병은 아니지만 죽을 만큼 아프다

"허리가 얼마나 아프세요?"

"애 낳을 때처럼 아파요. 아니, 그때보다 더 아픈 것 같아요."

급성 허리디스크로 내원한 40대 주부의 호소다. 큰맘 먹고 대청소를 시작했다가 허리를 삐끗했다는 그녀는 큰아이 출산할 때처럼 허리가 아프다고 했다. 사실 틀린 말이 아니다. 흔히 허리 통증을 출산통에 빗대곤 한다. 사람이 느끼는 고통지수를 10으로 볼 때 출산통은 6에 해당된다고 하니 그 통증이 어떨지 짐작해볼 수 있다.

그런데도 사람들은 이상하리만치 허리 통증 치료에 인심이 야박하다. "이러다 말겠지", "며칠 쉬면 괜찮을 거야"라며 대수롭지 않게 넘긴다. 감기만 걸려도 병원을 찾는 사람일수록 더 그렇다. 허리가 아프면 병원이 아니라 파스부터 찾는다. 그것으로 해결이 안 되면 찜질이나 물리치료를 받으며 급한 통증만 다스리고 만다. 병원은 이도 저도 안 될 때, 맨 나중 문제다.

흔히 '죽고 사는 문제도 아닌데 그냥 넘어가자'라는 말을 한다. 생사의 문제가 아니라면 괜찮다는 말쯤 될 것이다. 허리병도 생사를 가르는 중병은 아니다. 말기암이나 뇌질환 같은 불치병과도 거리가 멀다. 죽을병은 아니지만 죽을 만큼 아픈 병일 뿐이다.

하지만 그냥 넘어가기에는 고통이 너무 크다. 부러져 깁스를 한 것도, 멍이 들거나 피 흘리는 상처가 있는 것도 아니지만 통증은 상상을 초월한다. 꾀병이다 엄살이다 의심받아도 딱히 할 말이 없어 환자 속만 탄다. 속 시원히 아프다 말 못하는 서글픈 병, 끙끙 앓는 환자와 병 고치는 의사만 아는 얄미운 속병이 바로 허리병이다.

허리병은 하루아침에 생기지 않는다

아름답고 정교한 척추의 2가지 비밀

"어머, 내 척추가 이렇게 생겼구나!"

진료실 책상 위에 놓인 작은 척추 모형을 보고 놀라는 환자들이 의외로 많다. 어디까지가 등이고 허리인지, 척추뼈가 총 몇 개인지, 디스크는 어떻게 생겼는지를 알려주면 열이면 열 감탄과 놀라움을 연발한다. 그만큼 내 몸에 대해 잘 모르고 산다는 뜻이다.

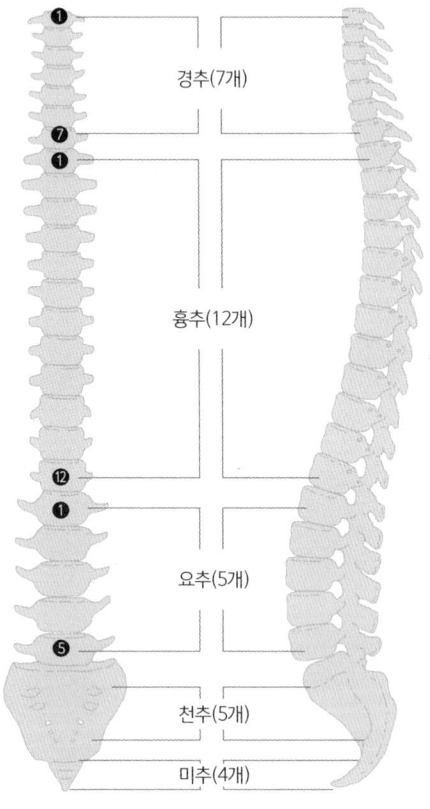

허리병 고치는 의사도 척추 모형을 보고 있으면 "누가 만들었는지 참 기가 막히다!"는 감탄을 할 때가 많다. 척추에 대한 애정이 큰 이유도 있지만, 척추야말로 조물주의 위대한 걸작이다.

척추는 하나로 된 통뼈가 아니라 작은 뼈들이 벽돌처럼 차곡차곡 쌓여 만들어진 뼈로, 우리 몸에서 가장 큰 뼈에 해당된다. 흔히 척추라고 하면 등뼈(흉추)나 허리뼈(요추)만 생각하기 쉬운데, 여기에 목뼈(경추)와 엉덩이뼈(천추), 꼬리뼈(미추)까지 모두 아울러야 '척추'가 된다.

척추뼈는 위에서부터 목뼈 7개, 등뼈 12개, 허리뼈 5개가 사이좋게 이어져 있다. 경추, 흉추, 요추는 척추뼈 하나하나가 뚜렷이 구분되지만, 천추와 미추는 마치 하나의 덩어리처럼 뭉쳐 있기 때문에 육안으로는 개수를 세기 힘들다. 우리 몸을 일생토록 지지하는 기둥이자 멋진 건축물인 척추뼈는 하중을 잘 감당할 수 있게 아래로 내려갈수록 점점 굵어지고 커진다.

척추에는 2가지 놀라운 비밀이 숨어 있다. 하나는 뼈 사이사이마다 추간판, 흔히 '디스크'로 불리는 물렁뼈가 끼어 있다는 사실이다.

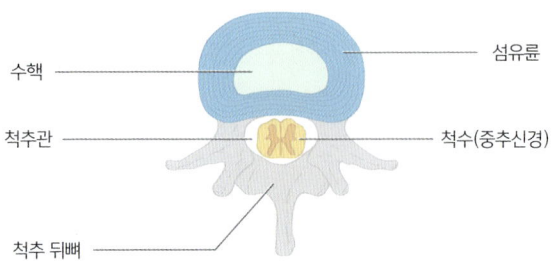

척추의 단면

　척추를 말할 때 디스크를 빼놓고는 말이 안 된다. 척추는 전후좌우로 움직이는 변화무쌍한 기둥으로, 그 유동성의 비밀이 바로 디스크다. 디스크를 가로로 잘라보면 가운데는 젤리 같은 수분덩어리 '수핵'이 있고, 이것을 탄력이 뛰어난 섬유주머니(섬유륜)가 감싸고 있다. 몸이 전후좌우로 움직일 때 큰 충격 없이 지낼 수 있는 것은 모두 충격을 완화시키는 디스크 덕분이다.

　척추의 또 다른 비밀은 바로 곡선(만곡)이다. 척추는 앞이나 뒤에서 보면 늘씬하게 쭉 뻗은 일직선처럼 보이지만 옆에

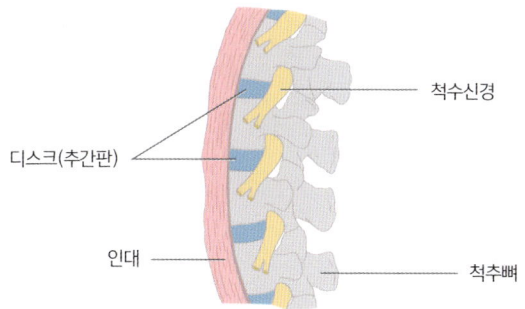

척추의 구성

서 보면 S자 모양으로 부드럽게 휘어져 있다. 목뼈는 머리를 잘 받치고 무게중심이 앞으로 쏠리지 않게 알파벳 C자로 굽어 있고, 허리는 상체의 하중을 잘 견딜 수 있게 S자 모양으로 다시 부드럽게 휘어 있다. C자에서 한 번, S자에서 또 한 번 휘어지는 곡선은 움직일 때의 충격을 줄이고 탄력은 높여준다. 척추의 곡선은 직선일 때보다 10배쯤 인체를 튼튼하게 해준다.

생활 속에 허리병이 숨어 있다

오랜만에 동창회에 나가보면 친구들의 변한 모습에 깜짝 놀랄 때가 많다. 학창시절에 영화 배우 못지 않게 잘 생겼던 친구가 뱃살 두둑한 아저씨로 변해 있기도 하고, 촌스럽기 짝이 없던 친구가 땟국물 벗고 멋쟁이가 되어 있기도 한다. 재미있는 것은 현재의 표정이나 모습에서 과거의 삶을 엿볼 수 있다는 것이다. 많이 웃어 생긴 주름과 찡그려 생긴 주름이 다르듯 얼굴색과 표정, 주름 등을 보면 그간의 삶이 평탄했는지 고단했는지 어림짐작이 된다.

병도 마찬가지다. 환자의 생활을 들여다보면 그 속에서 병이 보인다. 먹고 자고 생활하는 일상 속에 크고 작은 질환의 씨앗이 숨어 있다.

허리병도 통증이 생기기까지 시간이 걸린다. 급성 통증을 제외하면 하루하루 통증이 쌓이면서 조금씩 악화되어 여러 가지 허리병으로 발전한다.

허리병이 생기는 근본적인 원인은 인간의 직립보행 때문이다. 인간은 직립보행을 하게 되면서 두 손의 자유를 얻고 뇌의 용량이 획기적으로 늘어나 호모사피엔스로 진화하여 만물의 영장이 되었지만, 허리가 몸통을 받치면서 허리병을 갖게 되었다.

평소 생활습관 때문에 생기는 경우도 많다. 나쁜 자세가 습관적으로 반복되면 척추가 비틀어지거나 허리 근육이 약해져 병이 난다. 하루 종일 책상 앞에 앉아 일하는 사람은 허리디스크가 오기 쉽고, 스마트폰에 빠져 사는 사람은 일자목이나 목디스크에 걸릴 가능성이 높다. 한쪽 다리를 습관적으로 꼬고 앉으면 십중팔구 좌우 어깨나 골반이 틀어져 통증이 생길 수 있고, 구부정하게 걷거나 한쪽으로만 무거운 짐을 들면 등이나 허리에 통증이 생길 수밖에 없다. 이처럼 평상시 어떻게 생활하는지에 따라 병증이 드러나기 때문에 '허리병은 생활병'이라고 해도 과언이 아니다.

잘 때 빼곤 하루 종일 쉴 틈 없이 일하는 신체 부위가 바로 허리다. 앉고 서고 걷고 뛰고 들고 나르는 일상생활의 기본 동작은 허리를 중심으로 이루어진다. 이때 잘못된 자세로 동작을 유지하면 척추뼈가 비뚤어지면서 주변을 감싸고 있는 인대와 근육, 신경이 나빠질 수 있다. 척추뼈 사이에 낀 디스크에도 압력이 가해져 터지거나 주변에 염증과 유착을 일으킬 수 있다.

매일 하던 골프 연습 중 갑자기 허리를 삐끗하기도 하고, 난생 처음 스키장에 갔다가 미끄러져 급성 허리 통증이 생기는 경우도 적지 않다. 청소하던 주부가 화분을 들다가 허리를 다쳐 구급차에 실려 오기도 하고, 하루 10시간씩 앉아서 공부만 하던 취업준비생이 갑자기 목이 움직이지 않아 병원을 찾기도 한다. 이처럼 생활 속에서 허리병이 생긴 사연도 참 각양각색이다.

허리병의 큰 원인, 퇴행

잘못된 습관과 나쁜 자세로 허리병이 생기기도 하지만, 허리병이 생기는 가장 큰 원인은 퇴행이다. 몸도 기계처럼 세월을 탄다. 디스크가 노화되고 척추관이 좁아지면서 여러 가지 퇴행성 척추질환이 찾아온다.

디스크의 퇴행은 노화 과정에서 누구에게나 일어난다. 20대부터 디스크, 인대 등 척추 구조물의 퇴행이 시작되지만 우리가 눈치 챌 수 없을 정도로 서서히 일어나고 우리 몸이 변화에 적응하기 때문에 통증을 느끼지 못할 뿐이다. 흔히

30, 40대가 되면 허리의 유연성이 젊었을 때 같지 않다는 말을 자주 하는 것은 이런 이유에서다. 물론 빨리 늙고 천천히 늙는 사람이 있듯 유전적 요인이나 생활 방식에 따라 척추도 퇴행 속도가 달라진다.

그밖에 또 다른 원인은 비만이다. 과도한 체중으로 허리가 받는 하중이 커지면 척추에 탈이 나기 쉽다. 지나친 음주나 흡연, 스트레스도 허리병을 부추긴다. 물론 유전적 원인이나 암과 같은 질환에 따른 허리 통증도 있다.

살기 좋은 세상, 고달픈 허리

과거에 비해 허리병 환자가 늘고 있는 또 다른 이유를 꼽으라면 망설이지 않고 '살기 좋아진 세상'을 들겠다. 갈수록 세상은 편리해진다. 못 먹고 못 입고 못 살던 시절을 겪은 어르신들 눈에 요즘 세상은 천국일지도 모른다. 하지만 좋은 세상 속에 '허리병'이라는 함정이 숨어 있다.

빨래해주는 세탁기, 24시간 볼거리 가득한 TV, 어지간한 일은 클릭 한 번으로 뚝딱 해결할 수 있는 인터넷과 스마트폰까지 우리가 누리는 세상은 그야말로 눈부시다.

　문제는 세상이 편해진 만큼 사람이 할 일은 점점 줄어든다는 것이다. 움직일 일은 줄고 앉아 있을 일만 많아진다. 결국 편함이 독이 되어 부메랑처럼 각종 척추질환으로 되돌아오게 된다. 사실 우리 몸은 생활이 조금 불편해야 건강하다.

　다행인 것은 허리병이 불치병이 아니란 점이다. 발견하기에 따라 얼마든지 치료가 가능하고 원상복귀될 수 있다. 오히려 몸에 새 배터리를 갈아 끼운 것처럼 전보다 에너지 넘치는 삶을 사는 경우도 많다. 치료만 제때에 제대로 받으면 통증으로 고통스러웠던 시간을 잊고 남은 인생을 더욱 빛나게 가꿀 수 있다. 잃어버린 삶을 되찾아주는 허리병 치료, 더 늦기 전에 시작해야 한다.

완치가 없는
국가대표급 고질병

허리병에 완치는 없다

우리나라 사람들은 어떤 병으로 입원을 가장 많이 할까? 암? 고혈압이나 당뇨? 심장병? 모두 틀렸다. 답은 허리디스크다. 지난해 입원 진료 환자 수가 가장 많은 질병으로 추간판(디스크) 장애가 꼽혔다(2014 건강보험심사평가원 통계). 2010년만 해도 7번째였던 것이 5년 사이 73.1%나 늘어 1위로 껑충 뛰어올랐다.

허리병은 국민의 80%가 평생 한 번 이상 겪는 병이다. 10명 중 8명은 허리병을 경험했거나 현재 앓고 있다는 뜻이다. 최근 들어 환자도 급격하게 늘고 발병 연령층도 폭넓다. 초등학생부터 100세를 바라보는 노인까지 가리지 않고 허리병 환자 이름표를 달게 생겼으니, 이 정도면 대한민국 국가대표급 고질병이라 해도 손색이 없다.

"약 먹고 나면 괜찮아져서 별일 아니겠거니 했어요."

병원을 찾는 많은 환자들 중 열에 일고여덟은 이렇게 말한다. 사실 척추질환은 처음에는 별일 아닌 걸로 여길 만큼 통증이 미약하다. 하지만 시간을 두고 통증이 쌓이면 별일을 넘어 '큰일'로 악화된다. 아차, 싶을 때는 이미 늦는다. 한 번 망가진 척추뼈는 완벽한 복구가 불가능하다.

척추질환은 완치도 안 된다. 더 정확히 말하면 완치가 없다. '완치'가 질환을 앓기 전의 건강한 척추로 돌아가는 것이라면 어떠한 척추 치료로도 완치는 힘들다. 척추는 갈수록 노화하고 언제든 더 심한 척추질환이 찾아올 수 있기 때문이다.

스마트폰 때문에 목디스크 생긴 주부, 퇴행성 척추관협착증에 걸린 청년

요즘 젊은 디스크 환자가 무섭게 늘고 있다. 매년 발병률을 갱신하며 퇴행성 질환의 수치를 넘볼 정도가 되었다. 뼈 성장이 채 끝나지도 않은 10대의 상당수도 목디스크나 척추가 비뚤어지는 측만증을 걱정해야 한다. 젊은 사람들에게 많이 발병하는 척추질환을 앓는 노인이 늘어나는가 하면, 젊은 나이에 퇴행성 질환에 걸리는 '역 발병' 현상도 늘었다.

스마트폰의 매력에 푹 빠진 50대 주부 강미영 씨가 그런 경우다. 강 씨는 스마트폰을 구입한 후 친구들과 문자도 주고받고 뉴스도 보고 쇼핑이나 은행 업무도 보느라 하루 종일 스마트폰을 끼고 살았다. 그런데 얼마 전부터 손과 팔이 심하게 저리기 시작했다. 갱년기에 찾아오는 혈액순환 장애라고 여기고 참았지만 쉽사리 통증이 가라앉지 않았다. 급기야 스마트폰을 잡거나 버튼을 누르기조차 쉽지 않을 만큼 손과 팔 저림이 심해지자 부랴부랴 병원을 찾았다.

진단은 장시간 스마트폰 사용으로 인한 목디스크였다. 화면을 보느라 목을 앞으로 길게 빼는 자세에서 비롯되는 목디스크는 주로 스마트폰이나 IT 기기를 자주 사용하는 젊은층에서 나타난다. 하지만 그와 같은 자세로 장시간 스마트폰을 사용하면 강 씨처럼 중장년층에게도 찾아올 수 있다.

그런가 하면, 35세 회사원 송은주 씨는 젊은 나이에 퇴행성 질환인 척추관협착증 진단을 받았다.

"허리가 아프기에 막연히 허리디스크라고 생각했죠. 척추관협착증은 저희 할머니가 앓으셨던 병인데, 정말 믿을 수가 없어요."

운동 부족과 장시간의 좌식 근무가 송 씨의 척추 퇴행을 앞당긴 것이다. 일반적으로 척추관협착증은 50, 60대 이상에서 많이 나타나지만 최근에는 송 씨처럼 젊은층에서 퇴행성 질환을 보이는 경우가 적지 않다. 이제 허리병은 나이나 성별을 불문해 나타나고 있으며, 질환별로 호발 연령을 나누는 것도 큰 의미가 없어졌다.

젊은 허리가 점점 병든다

우연히 초등학교 앞을 지나다가 어린 학생들이 작은 캐리어를 끌고 등교하는 모습을 보았다. '저게 뭘까?' 궁금했는데 나중에 알고 보니 끌고 다니는 캐리어형 책가방이었다. 요즘 초등학생들은 가방을 메지 않고 끌고 다닌다는 것이다. 어깨를 짓누르는 책가방의 하중을 줄여 키 성장과 허리를 보호하기 위함이란다. 나쁘지 않은 발상이다. 척추질환을 앓는 연령대가 점점 낮아지고 있으니 이렇게라도 관리하는 게 상책이다. 유난스럽다고 해도 할 수 없다.

10대 학생들을 비롯해 젊은 사람들의 허리병 증가는 심각하게 볼 일이다. 10대에서 30대까지는 인생에서 가장 건강할 때다. 열심히 공부하고 일하면서 저마다 꿈을 세우고 이루어가야 할 창창한 나이다. 그 중요한 때에 허리병에 발목이 잡힌다는 건 너무 안타깝다.

이제 더 이상 척추질환에 안전지대는 없다. 할머니 할아버지들이 썼을 법한 '허리 아프다'는 말을 요즘은 남녀노소 누구나 쓴다. 노인들에게는 "무거운 것 들지 마세요" 하고, 젊은이들에게는 "오래 앉아 있지 마세요", 아이들에게는 "똑바로 앉아라" 하는 허리 걱정이 일상적으로 오간다. 이제는 망가진 척추를 어떻게 다시 건강한 상태로 되돌리고 예방하는가에 대한 걱정만 남았다.

척추도
나이를 먹는다

뼈도 사람처럼 늙는다

세월 앞에 장사 없다. 나이가 들면 팽팽했던 피부는 쭈글쭈글해지고 아래로 축 처지며 거뭇거뭇 검버섯도 핀다. 노화는 겉에서와 마찬가지로 몸 안에서도 이루어진다.

단단한 척추 역시 세월을 피할 수 없다. 세월이 흐르면 뼈에 함유된 칼슘의 양, 즉 골량이 부족해져 뼛속에 구멍이 숭숭 뚫리고 작은 낙상에도 쉽게 부러지게 된다. 평균 골량이

25% 감소할 때 척추뼈의 강도는 50% 줄어든다. 어릴 때는 골량이 쓰는 것보다 만들어지는 게 더 많다. 그러다 30대 초반을 기점으로 만들어지는 양과 쓰이는 양이 비슷해지며, 50대를 넘어서면 만들어지는 골량이 현저히 준다. 골다공증이 시작되는 때다.

척추가 늙는다는 것은 척추를 구성하는 뼈와 근육, 인대가 부실해진다는 뜻이다. 단단했던 척추뼈의 밀도는 낮아지고 노화된 척추뼈에 가시뼈까지 덧나 주변 조직에 염증을 일으킨다. 척추를 지지하던 인대가 점점 두꺼워지면서 척추 신경다발이 지나가는 척추관도 좁아진다.

디스크의 건강도 세월과 비례한다. 젊을 때는 디스크도 젊다. 20대의 탱탱한 피부처럼 젊은 디스크는 수분으로 꽉 차 있다. 탄성도 좋아 충격을 받아도 터지거나 삐져나오지 않는다. 꽉 차 있던 수분이 빠져 쪼그라들면서 딱딱해지고 탄력을 잃으면 디스크가 늙었다는 증거다. 노화된 디스크는 움직일 때마다 척추의 충격을 완화하지 못하고 삐져나와 신경을 눌러 통증을 유발한다.

69세 몸짱 할아버지의 젊은 척추

나무는 1년마다 동그란 나이테가 하나씩 생긴다. 나이테를 보면 얼마나 오래된 나무인지 수령을 알 수 있는 것처럼 사람도 척추를 보면 신체 나이를 가늠해볼 수 있다.

그런데 요즘에는 신체 나이가 젊다고 해서 척추 나이도 반드시 젊다는 보장이 없다. 겉으로는 팔팔한 20대인데 뼈 상태를 보면 50대처럼 퇴행이 진행된 경우가 적지 않다.

특히 젊은 골다공증 환자들이 너무 많아졌다. 과도한 운동과 지나친 다이어트 때문이다. 근육을 키우기 위해 단백질만 섭취하거나 체중을 줄일 욕심으로 무리하게 굶다 보면 영양 불균형이 생긴다. 뼈로 가야 할 영양분이 다른 쪽에 쓰이면서 척추뼈가 점점 골병드는 것이다. 젊은 남성들 가운데 덩치는 커도 골밀도가 낮아 실금이 자주 가는 허약 척추가 많은 것은 그런 이유다.

그런가 하면, 20대 척추를 가진 노인도 있다. 한 TV 프로그램에 소개된 '몸짱' 할아버지가 주인공이다. 김 할아버지는 시골에서 농사짓는 69세의 평범한 농부지만 몸만큼은 보디빌더 못지않게 탄탄하고 다부지다. 젊은이도 들기 힘든

300kg이 넘는 바벨을 번쩍번쩍 든다. 하지만 처음부터 할아버지의 건강이 그와 같았던 것은 아니다. 술 때문에 죽을 고비를 여러 번 넘긴 후에야 건강의 소중함을 깨닫고 운동을 시작한 것이 오늘의 몸짱 할아버지를 만들었다. 할아버지는 몸만 젊어진 게 아니다. 몸에 꼭 맞는 스키니진을 즐겨 입고 젊은 사람들처럼 밝게 염색도 한다. 20대도 울고 갈 뒤태를 가졌다. 신체 나이를 무색하게 만드는 몸짱 할아버지의 건강함은 말 그대로 '나이는 숫자에 불과하다'는 말을 실감케 한다.

척추 앞에서는 젊음도 무기가 못 된다. 젊어도 노인만 못한 척추를 가진 사람이 있는가 하면, 나이가 많아도 젊은이 못지않은 척추를 가진 사람이 있다. 어떻게 관리하고 예방하는가에 따라 몸짱을 넘어 건강한 '허리짱'이 될 수 있다.

척추, 아는 만큼 오래 쓴다

한 유명 미술학자는 '아는 만큼 보인다'고 했다. 더 많이 보고 싶다면 더 많아 알아야 한다는 말일 것이다. 척추를 여기에 대입하면 '아는 만큼 오래 쓴다'고 할 수 있겠다. 잘 알고 관리한다면 누구나 허리가 꼿꼿한 100세 청년을 꿈꿀 수 있다.

　나이 들어 허리가 아프고 무릎이 쑤시는 것을 막을 수는 없다. 하지만 관리는 할 수 있다. 손때 탄 재봉틀이 잘 돌아가는 것처럼 근육이나 뼈도 쓸수록 건강해진다. 자꾸 움직이고 새로운 자극을 받으면 근육과 뼈는 끊임없이 생성되지만, 그렇지 않으면 급속도로 약해진다. 나이 들면 운동량도 줄고 움직일 일도 많지 않아 쉽게 건강을 잃을 수 있는데, 이때 올바른 생활습관과 바른 자세를 유지한다면 실제 나이보다 건강한 척추를 가질 수 있다.

　건강한 척추를 유지하는 데에는 왕도도 없고 지름길도 없다. 정직하게 관리하면서 노화를 늦추는 게 최선이다. 척추는 아는 만큼, 관리한 만큼 오래 쓸 수 있다.

허리병에도 유행이 있다

여성은 목디스크, 남성은 허리디스크

예나 지금이나 드라마 주인공들은 불치병에 잘도 걸린다. 결말을 뻔히 알면서도 불치병에 걸린 주인공이 나오면 마음 졸이며 드라마를 보게 된다. 재미있는 건 시대마다 주인공이 걸리는 병도 달라진다는 것이다.

 허리병에도 유행이 있다. 예전에는 척추관협착증 같은 퇴행성 질환이 많았다면, 요즘은 허리디스크가 월등히 많다.

허리가 아프면 대번에 "혹시 디스크 아니야?"라고 물을 만큼 흔해졌다.

거북목증후군이나 목디스크 환자가 느는 것도 요즘 세태를 반영한다. 성적 스트레스가 심했던 여고생 정유미 양에게 스마트폰은 유일한 탈출구였다. 정 양은 대학 입학을 앞두고 초조함을 잊기 위해 시작한 스마트폰 게임에 자신도 모르게 빠져들었다. 게임을 하는 동안만큼은 떨어진 성적도 친구들과의 경쟁도 잊을 수 있었다. 하지만 그 결과, 목디스크를 얻고 말았다.

목디스크 환자 중에는 유독 젊은 여성과 청소년들이 많다. 뚜렷한 이유는 밝혀지지 않았지만 남성보다 여성이, 20, 30대보다 10대가 스마트폰이나 IT 기기를 더 많이 사용해서가 아닐까 생각된다.

젊은 남성은 목디스크보다 허리디스크 발병이 높다. 여성보다는 남성이 과격한 운동을 하거나 직업적으로 허리를 많이 쓰기 때문인 것으로 해석된다.

다양한 연령별 척추질환들

나이에 따라 자주 걸리는 척추질환에도 차이가 있다. 요즘 아이들은 운동장과 놀이터보다 학교나 학원에서 보내는 시간이 더 많다. 책상 앞에 앉아 있는 시간만 따진다면 사무직 직장인 못지않다. 그래서인지 꼬마들 입에서 "아이고, 허리야!"라는 말이 아무렇지도 않게 나온다. 비뚤어진 척추 때문에 통증을 호소하는 아이들이 엄마 손에 이끌려 병원을 찾는 일도 부쩍 많아졌다. 대부분 척추가 휘어진 척추측만증 환자들이다.

20, 30대 직장인들의 대표질환은 단연 목디스크다. 종일 앉아서 일하는 직장인들의 척추는 '혹사' 수준이다. 척추는 한 자세를 오래 유지하는 것, 특히 앉은 자세가 지속되는 것을 제일 고통스러워한다. 앉은 자세는 서 있을 때보다 허리 부담을 가중시킨다. 특히 목을 앞으로 쭉 뺀 상태로 장시간 일하면 거북목증후군에 걸리거나 새우등이 되는 건 시간 문제다.

40, 50대에 들어서면 본격적으로 퇴행성 척추질환이 시작된다. 가장 흔한 것은 척추관협착증으로, 신경이 지나가는

통로인 척추관이 좁아져 생긴다.

  60대가 되면 없던 척추질환도 생긴다. 특별히 나쁜 생활을 하지 않아도 노화로 인해 여기저기 허리에 통증이 생겨난다. 퇴행으로 인한 디스크 탈출이나 척추관협착증, 골다공증성 척추골절이 생기는 것도 이때쯤이다. 허리가 앞으로 굽는 척추후만증, 척추뼈에 금이 가거나 서로 어그러지는 척추분리증과 척추전방전위증도 노인을 괴롭히는 퇴행성 질환이다. 여기에 고혈압이나 당뇨병 같은 만성질환이 더해질 경우 노년의 척추는 감당하기 힘든 이중고를 겪게 된다.

직업에 따라 잠재적 허리병 환자들도 많다

유명한 지휘자 헤르베르트 폰 카라얀은 원래 피아니스트를 꿈꿨다고 한다. 그러나 피아니스트의 고질병인 손가락 건초염(관절을 자주 사용하는 부위의 힘줄에 염증이 생기는 질환) 때문에 꿈을 포기할 수밖에 없었다. 이후 그는 지휘자로 전향해 세계적으로 명성을 떨쳤다.

  겉은 화려해 보여도 음악가들은 직업상 크고 작은 척추질환과 관절질환을 달고 산다. 등받이 없는 의자에 장시간 앉아 연주하는 피아니스트는 요통과 허리디스크를 앓기 쉽다. 어깨와 턱으로 바이올린을 받치고 연주하는 바이올리니스트도 디스크질환이 잦고, 무릎으로 악기를 지탱해야 하는 첼리스트도 척추 틀어짐을 피하기 어렵다. 엎드려 연주하는 가야금 연주자들은 허리와 다리는 물론 골반까지 틀어져 만성 통증에 시달리곤 한다.

의사도 척추질환을 직업병으로 가지기 쉽다. 주로 앉아서 치료하는 치과의사 중에는 목디스크나 허리병 환자들이 많다. 구부리고 앉아 목을 빼고 환자의 입 안을 들여다보며 치료하는 자세 탓이다. 불안정한 자세로 수술이나 시술을 하는 척추전문의들도 직업 때문에 허리 건강을 해치기는 마찬가지다.

운동선수의 상당수는 부상으로 생긴 척추질환 때문에 고통받는다. 20대 초반의 유도선수 김우형 씨가 그런 경우였다. 전도유망했던 그는 어린 시절부터 만성적인 허리 통증을 앓아왔다. 하지만 1년의 절반은 해외에 머물며 시합을 치러야 하는 탓에 제대로 치료를 받기 어려웠다. 아플 때마다 스포츠 마사지로 통증을 다스렸지만 언제부턴가 통증이 가라앉기는커녕 점점 심해지기 시작했다. 좋아하는 유도를 더 이상 못할까봐 겁이 난 그는, 뒤늦게나마 용기를 내어 치료를 받았다. 이처럼 운동선수에게 허리 부상은 넘어야 할 산이다.

잠재적으로 허리병 환자가 될 가능성이 있는 직업군은 주변에 의외로 많다. 서서 학생들을 가르치는 강사나 교수, 교사들도 척추질환 위험군에 속한다. 칠판 위쪽을 올려다보며 쓰고 가르치는 자세는 목디스크를 유발하기 쉽다. 또 택시나 관광버스 기사들도 열에 아홉은 허리병으로 고생한다. 좁은 운전석에서 몇 시간씩 꼼짝 않고 운전하는 것 자체가 병을 유발할 수밖에 없는 환경이다. 장시간 서서 고객을 응대하는 승무원이나 판매직 사원도 각종 척추질환에 노출될 위험이 크다.

이제는 비수술 치료가 대세다

척추 수술 너무 많이 한다

"그래도 디스크는 수술해야 낫지요? 수술해주세요."

요즘에는 거꾸로 환자가 의사에게 처방을 내리는 경우가 종종 있다. 오랫동안 허리디스크를 앓아온 60대 환자는 진료실에 들어섰을 때 이미 보존요법으로 치료가 불가한 상황이었다. 주변의 허리병 환자들로부터 이런저런 치료담을 들은 그는, 수술에 대한 결심이 선 상태였다.

"이런 경우에 수술하지 않아도 좋아질 수 있는 비수술 치료법이 있습니다."

"어떻게 믿어요? 그냥 깨끗하게 수술해주세요."

아직도 많은 척추질환자들이 이 환자처럼 수술에 대한 미련을 버리지 못한다. 아니, 고정관념을 못 버린다고 해야 맞을 것이다. 고령으로 갈수록 허리병은 수술해야 낫는다는 선입견이 강하다. 아무리 설명해도 막무가내로 수술을 해달라고 떼를 쓰기도 한다.

비수술 치료의 효과는 직접 체험해보지 않으면 선뜻 믿기 어렵다. 허리병의 90%는 수술이 아닌 비수술 치료 요법으로 고칠 수 있다고 하면 다들 놀란다. 심지어 수술이 필요한 경우는 10%도 안 된다고 말하면 마치 사기라도 당한 것처럼 억울해한다. 우리에게 친숙한 병이지만 허리병에 대한 원인과 치료에 대한 정보는 막혀 있다는 반증이다.

사실 척추질환의 수술 치료에 대한 논란은 아직도 진행 중이다. 한 가지 확실한 것은 그동안 척수 수술을 너무 많이 했다는 것이다. 척추질환에서 반드시 수술이 필요한 경우는 5~10% 내외다. 척추 변형이나 심각한 마비 증상이 있거나 고혈압, 당뇨와 같은 만성질환이 중증이라면 수술을 고려하는 게 맞다. 하지만 나머지는 수술 없이 보존 치료와 비수술 치료만으로도 충분히 효과를 볼 수 있다. 초기에 발견하면 약을 먹거나 물리치료를 하는 것만으로도 통증이 개선된다.

수술 치료가 통증의 원인을 물리적으로 제거하는 것이라면, 비수술 치료는 화학적으로 통증을 없애거나 줄이는 방법이다. 조직을 최대한 보호하면서 통증을 완화시켜 환자가 큰 부담 없이 일상생활을 할 수 있도록 돕는 것이 비수술 치료의 목적이다.

10여 년 전만 해도 척추 수술은 전신마취 후 척추 부위를 10cm 이상 절개해야 했다. 합병증의 위험도 따랐고 회복도 더뎠다. 정상 조직까지 절개해 불필요한 통증을 만들거나 주변 조직이 들러붙어 염증이 생기기도 했다. 수술 중 신경 부위의 조직이 손상되면 심한 경우 마비 등의 장애가 남거나 전신적인 내과질환 등으로 사망에 이를 수 있는 위험도 안고 있었다. 요즘에는 수술 후에도 통증이 가시지 않고 재발하는 척추수술실패증후군으로 고생하는 환자도 적지 않다. 척추 수술에 대한 판단을 보다 신중히 내려야 하는 이유가 여기에 있다.

위험성 낮고 효과 빠른 비수술 치료

허리병 치료법은 꾸준히 진화하고 있다. 비수술 치료의 급속한 발달은 물론, 수술 치료도 절개를 최소화하고 조직을 보존해 위험성을 낮추는 쪽으로 연구가 활발하다. 반가운 것은, 과거에는 수술로 치료했던 척추질환을 이제는 세분화된 비수술 치료로 안전하게 다스릴 수 있다는 점이다.

60대 후반의 가정주부 장순자 씨는 얼마 전 비수술 치료로 건강한 삶을 되찾았다. 진통제로 통증을 다스려온 장 씨는 병원을 찾을 당시만 해도 왼쪽 다리에 극심한 통증과 마비 증상이 있어 1분도 서 있기 어려웠다. 치료를 미룬 것은 수술에 대한 극심한 두려움 때문이었다.

검진 결과 요추 3, 4번 사이의 디스크가 탈출해 있는 상태로 치료가 시급했다. 장 씨는 비수술 치료법 중 하나인 고주파수핵감압술을 받기 전만 해도 "내 고질병이 이렇게 치료한다고 낫겠나"라며 치료 결과에 대한 의심을 거두지 않았다. 하지만 시술 후 당일 퇴원한 장 씨는 1주일 만에 고질적인 통증이 사라졌다며 기뻐했다. 현재는 동네 문화센터에서 친구도 사귀고 봉사활동도 하며 인생을 마음껏 즐기고 있다.

장순자 씨가 받은 고주파수핵감압술은 대표적인 비수술 치료로 고주파열을 이용해 통증을 완화시키는 시술법이다. 국소마취로 30분 이내면 시술이 끝나므로 수술에 두려움이 많은 환자, 당뇨나 고혈압 등을 앓고 있는 고령의 환자들에게 효과적이다. 무엇보다 수술만큼 치료 효과가 뛰어나다는 점이 가장 큰 매력이다.

수술의 위험성을 한결 낮춘 비수술 치료가 있는데 괜한 두려움과 공포감에 떨며 치료를 받을 필요는 없다. 척추 치료는 이제 비수술이 대세다.

척추가 건강해야 삶이 즐겁다

노년의 삶을 책임지는 척추 건강

"어머, 10년은 젊어 보이세요!"

젊다는 말을 마다할 사람이 있을까. 백발이 성성해도 젊다는 말에 없던 인심도 샘솟는 게 사람 마음이다. 사실 요즘에는 60, 70대만 되어도 나이를 가늠하기가 쉽지 않다. 그렇다면 몇 살부터 노인이라고 불러야 맞을까?

최근 발표된 UN의 연령분류표준에 따르면 노년은 80세에서 99세까지를 말한다. 0세에서 17세까지는 미성년자, 18세에서 65세까지는 청년, 66세에서 79세까지는 중년, 80세에서 99세까지는 노년, 장수 노인은 100세 이후부터다. 청년 나이를 65세까지로 본다는 것도 놀랍지만 80세가 되어야 노인이라니 뜻밖이다. 이렇게 길어진 인생에 몸이 아파 청춘을 마음껏 누리지 못한다면, 그건 좀 억울한 일이다.

스티브 잡스 주치의로 잘 알려진 데이비드 아구스 박사는 장수의 조건으로 척추 건강을 꼽았다. 많은 의사들도 건강한 삶을 유지하기 위해 척추 건강을 강조한다. 특히 노년의 삶의 질은 허리 건강에서 갈린다고 해도 과언이 아니다. 우리 몸의 중심인 척추가 무너지면 건강 밸런스도 함께 무너지기 때문이다.

100세 시대는 요(腰)테크가 먼저다

구구팔팔이삼사. 99세까지 88하게 살다가 2~3일 아프고 편안히 죽고 싶다는 바람, 누구나 가지고 있을 것이다. 활동하며 100세를 누린다는 '활백'을 꿈꾸는 100세 시대도 눈앞으로 다가왔다. 90세, 100세가 되어도 시력이 있어 보고 싶은 것 마음껏 보고, 허리와 다리가 튼튼해 가고 싶은 곳에 원없이 가고, 식욕을 잃지 않아 먹고 싶은 것을 잘 먹으면서 건강하게 살고 싶은 것이 인지상정이다.

그렇다면 어떻게 해야 아프지 않고 건강한 상태로 천수를 누릴 수 있을까? 다른 사람들과 마찬가지로 병 고치는 의사도 이런 고민을 한다. 정답은 의외로 간단하다. 우리 몸의 어느 곳이 장수의 열쇠를 쥐고 있는지 제대로 알고 관리하면 된다.

올해로 123세가 된 중국의 최고령 할아버지가 있다. 고령에도 노인의 피부는 윤기가 흐르고 허리는 꼿꼿하다. 몇 년 전 신문에 소개되었던 볼리비아의 장수 노인도 꼿꼿 허리 소유자다. 120세가 넘는 초고령이지만 지팡이 없이 산악지대를 오가며 건강한 삶을 살고 있다. 이들에게서 발견한 공통점은 바로 척추가 병들지 않고 잘 관리되었다는 점이다.

100세 시대를 대비해 돈과 함께 건강도 준비해야 한다. 이른바 건(建)테크다. 그중에서도 우선순위를 정하라면 단연 요(腰)테크, 허리 건강이 먼저다. 일단 거동이 불편해지면 단조로운 일상이 대부분인 노년의 삶은 더 황폐해진다.

100세 시대에는 단순히 오래 사는 '생존'이 아니라 잘사는 '웰빙'이 화두다. 통증이 없는 삶이야말로 편안하고 좋은 인생을 살기 위한 필수조건이다. 소중한 허리, 미리 지켜서 오래 쓰는 것이야말로 행복한 삶으로 가는 지름길이다.

일상을
망치는
척추질환

PART 2

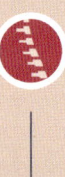

척추는 세월이 흐르면 누적된 압력이 한계에 달해 상태가 악화된다. 신경과 골격도 손상되고 통증 발생 위험도 높아진다. 단순한 통증에서 출발해 만성통증으로 진행되면 우울증과 무기력증 같은 마음의 병도 얻을 수 있다. 사소한 통증이라도 찾아오면 참거나 피하지 말고 오히려 반겨야 한다.

비뚤어진 자세가 불러들인 만성병, 허리디스크

잘못된 자세로 오래 앉아 있어 생긴다

허리디스크는 허리뼈 사이에 있는 디스크(추간판)가 제자리에서 밀려나 주변의 신경을 눌러 생기는 병으로, 정식 명칭은 '추간판탈출증'이다.

   허리뼈 중에서 가장 말썽이 많은 곳은 허리 아래의 세 마디, 즉 요추 4번과 5번, 요추 5번과 천추 1번 사이이다. 체중의 부하가 가장 심하고 움직임이 많은 탓에 전체 허리디스크 발

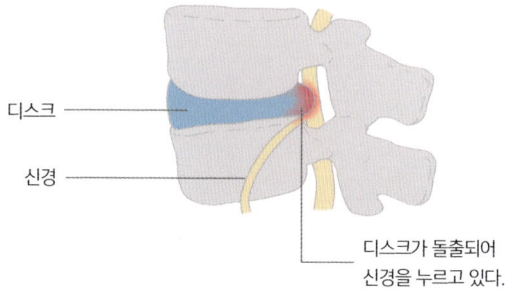

허리디스크가 생긴 모습

병의 90%를 차지한다.

허리뼈 사이에서 디스크가 밀려나는 이유는 나이 탓일 수도 있고, 오래 앉아 있는 자세 때문일 수도 있다. 특히 허리디스크는 앉은 자세에 취약하다.

척추에 가장 부담을 주는 자세대로 순서를 매긴다면 앉은 자세, 서 있는 자세, 그 다음이 누운 자세다. 앉아 있을 때 척추는 서 있을 때보다 하중을 40%나 더 받는다. 앉아 있는 시간이 길어질수록, 허리를 굽히거나 구부정한 자세를 오래 유지할수록 허리디스크가 생길 확률이 높다.

27세 서지희 씨는 하루 12시간 이상을 책상 앞에 앉아 있던 취업 준비생이었다. 조금 무리한 날은 허리가 쑤시고 아팠지만 미래를 위해 꾹 참고 버티곤 했다. 그녀는 움직이는 시간도 아까워 끼니도 간단히 해결하며 자리를 지켰다. 하지만 20분 거리에 있는 독서실도 걸어가지 못할 만큼 요통이 점점 심해지더니, 결국 병원에서 허리디스크 진단을 받고야 말았다.

사무직 직장인이었던 30대 후반 김성근 씨도 장시간 좌식 근무로 허리디스크를 얻은 경우다. 출근과 동시에 컴퓨터 앞에 앉아 일해야 했던 그는 점심시간을 뺀 나머지 시간을 대부분 책상 앞에서 보냈다. 앉아 있는 시간이 많아질수록 허

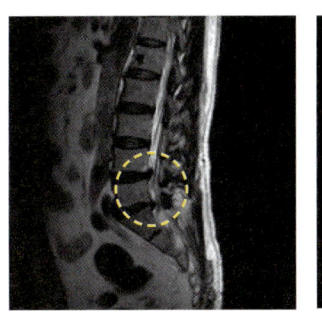

시술 전
요추 4번과 5번, 요추 5번과 천추 1번의 디스크가 탈출되었다.

시술 후
디스크 탈출 병변이 줄어들었다.

허리디스크

리가 뻐근하고 쑤시는 일이 잦았지만 사무실 동료들도 김 씨처럼 크고 작은 허리 통증을 앓고 있던 터라 심각하게 생각하지 않았다. 의자에 등받이 방석 하나를 덧대는 것으로 통증을 달랬던 김 씨는 결국 허리디스크 판정을 받았다.

장시간 운전을 하는 직업은 허리디스크에 걸릴 확률이 높다. 택배 배송 기사나 대형 트럭 운전기사 가운데 허리디스크를 앓는 경우는 허다하다. 한 트럭 운전기사는 여관비를 아끼려고 장거리 운전 때마다 트럭 안에서 잠을 자다 급성디스크로 실려 오기도 했다. 반나절 동안 꼼짝 않고 운전하는 것도 모자라 무거운 짐을 수시로 들어 나르고, 허리도 못 편 채 차 안에서 쪽잠까지 자야 하는 경우라면 척추가 온전할 리 없다.

경찰이나 군인, 항공승무원처럼 허리를 많이 쓰는 직업도 허리디스크 고위험군이다. 특히 승무원 중에는 일자목, 일자허리가 많다. 승객들의 무거운 가방을 들어 좌석 위 짐칸에 넣을 때 캐리어의 무게가 고스란히 승무원의 허리에 전해진다. 구부정한 자세로 고객을 응대하며 비행 내내 불안정한 자세로 있어야 하는 것도 승무원의 허리를 혹사시킨다. 승무원 중 상당수가 만성 허리 통증을 달고 산다.

'디스크인 듯 디스크 아닌' 척추질환

간단히 허리디스크 여부를 알아보려면 편안히 누운 상태에서 다리를 쭉 뻗은 채 위로 들어 올려보면 된다. 정상이라면 다리를 들어 올리는 데 큰 문제가 없다. 하지만 허리디스크 환자는 40~50도만 올라가도 신음소리를 내며 다리가 당긴다고 호소한다.

허리디스크의 주요 증상은 단연 허리 통증이다. 삐져나온 디스크가 척추신경을 누르면 허리가 찌릿찌릿하게 전기가 통하는 것처럼 아프다. 통증은 허리에만 국한되지 않는다. 척추신경이 연결된 엉덩이와 다리가 저리고 발바닥까지 아픈 경우도 있다. 심하면 기침이나 재채기를 할 때, 대변을 볼 때도 허리가 아플 수 있다.

30대 중반의 직장인 박영진 씨는 허리 통증뿐 아니라 다리가 저리고 발까지 시리는 증상으로 병원을 찾았다. '주말에 좀 쉬면 괜찮겠지'라고 여겼지만 퇴근하려고 몸을 일으키던 찰나, 엉덩이와 허벅지가 심하게 저려 그만 주저앉고 말았다. 결국 병원으로부터 허리디스크 진단을 받은 박 씨는 허리뿐 아니라 다리 통증과 다리 저림까지 겪었다.

요통이 주요 증상이긴 하나, 허리가 아프다고 다 허리디스크는 아니다. '디스크인 듯 디스크 아닌' 척추질환도 의외로 많다. 허리가 심하게 아프고 주변의 디스크 환자들이 말하는 증상과 유사해도 검사해보면 다른 질환으로 판정되기도 한다. 가장 혼동하기 쉬운 게 척추관협착증이다. 허리가 아프고 하반신까지 통증과 저림 증상이 있으며, 심하면 걷기 힘들다는 것은 허리디스크 증상과 유사하다. 그러나 허리디스크는 허리를 굽힐 때 통증이 심하지만, 척추관협착증은 허리를 펼 때 유독 통증이 심하다. 누워서 다리를 어렵지 않게 들어 올릴 수 있다는 것도 허리디스크와 다르다.

척추를 연결하는 뒤쪽 후관절에 문제가 생기는 척추후관절증후군도 허리디스크의 유사질환이다. 척추후관절의 맞물림이 틀어지거나 관절 주변의 신경에 문제가 생겨 통증이 생기는데, 이때 허리와 골반이 쑤실 듯이 아프다. 허리 통증과 함께 근육이 뻐근하게 느껴지는 강직성 척추염, 아래쪽 척추뼈보다 위쪽 척추뼈가 앞으로 밀려 나와 통증이 발생하는 척추전방전위증도 허리디스크로 혼동하기 쉽다. 척추뼈에 금이 가서 뼈가 벌어진 척추분리증도 디스크처럼 허리 통증을 동반한다. 디스크가 돌출되는 대신 속으로 골병드는 디스크

내장증도 허리디스크와 같은 듯 다르다.

디스크 치료, 급할수록 신중해야 한다

허리디스크는 잘 알려진 병인 만큼 치료법도 다양하다. 조기에 발견해 치료하면 90% 이상 증상이 호전된다. 물론 급할수록 돌아가라는 옛말처럼 디스크 치료는 신중해야 한다. 하루빨리 수술해야 한다거나, 무조건 수술 없이 고칠 수 있다는 말도 잘 가려들어야 한다.

디스크 환자들이 가장 궁금해하는 것은 역시 수술 여부다. 단언컨대, 아주 예외적인 10%를 제외하고 허리디스크는 수술 없이도 충분히 치료가 가능하다. 수술로 치료하면 완벽하고 깨끗하게 치료될 것 같지만 잘 모르고 하는 소리다. 수술을 해도 튀어나온 디스크가 원상태로 돌아가진 않는다. 오히려 문제가 되는 디스크를 잘라내면서 그에 붙어 있는 정상조직을 손상시킬 우려가 있기 때문에 수술은 신중, 또 신중해야 한다.

초기 디스크는 휴식과 물리치료, 운동요법만으로도 좋아

진다. 문제는 그럼에도 통증이 잡히지 않을 때다. 이때부터 수술과 시술 사이에서 어느 쪽을 선택할지 고민해야 한다. 조언을 한다면 칼 대는 수술은 보존 치료와 비수술 치료를 모두 해본 뒤에 선택해도 늦지 않다. 요즘에는 디스크가 파열되거나 돌출된 디스크가 신경을 심하게 눌러 발가락 마비와 같은 신경증상이 나타나는 경우에도 비수술 치료로 효과를 볼 수 있다.

초기 디스크는 비수술 치료법 가운데 경막외유착박리술(신경성형술)이 효과적이다. 돌출된 디스크가 클 경우에는 고주파수핵감압술로 튀어나온 디스크의 크기를 줄여 통증을 없앨 수 있다. 만성질환이 있다면 경막외내시경시술이, 허리디스크와 함께 찾아오는 척추관협착증일 경우에는 척추협착풍선확장술로 효과를 볼 수 있다.

허리 통증 때문에 일을 제대로 할 수 없어 한숨이 늘었던 40대 중반의 택배기사 장송환 씨. 직업의 특성상 1분 1초가 아까운 그는 병원에 가는 대신 파스를 붙이는 것으로 통증을 달래곤 했다. 동료 택배기사들도 허리 통증을 직업병처럼 갖고 있어 치료가 절실하게 느껴지지 않았다. 하지만 통증을 참는 데 한계에 다다르자 생각이 달라졌다.

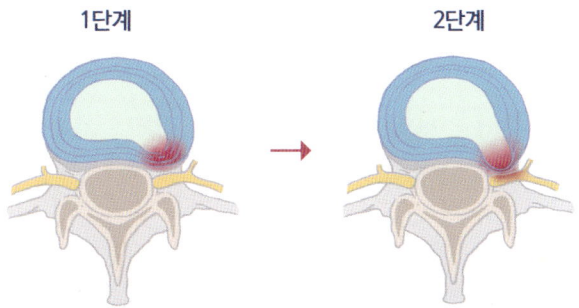

1단계 섬유륜이 찢어졌다. 수핵이 섬유륜으로 스며들면서 허리디스크가 시작된다. 허리 통증이 나타난다.

2단계 찢어진 섬유륜 사이로 수핵이 흘러나와 신경을 누른다. 허리와 다리에 통증이 발생한다.

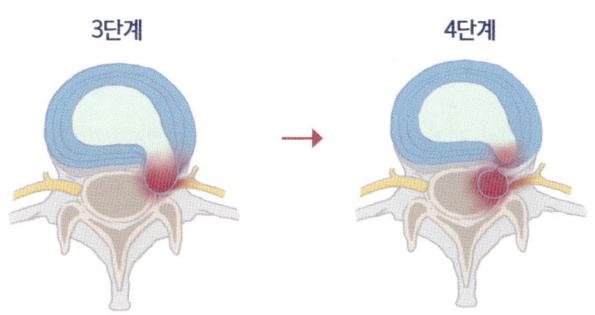

3단계 신경 압박이 심한 상태다. 디스크의 수핵이 떨어져 나오면 하반신 마비까지 올 수 있어 치료가 시급하다.

4단계 허리디스크의 마지막 단계로, 수핵이 아예 분리되었다. 심각한 다리 통증이 생기며, 대소변을 잘 가리지 못한다. 심하면 하반신이 마비된다.

디스크 탈출 과정과 증상

"물건 들기가 어렵고 운전할 때도 허리가 묵직하게 아파서 도저히 일을 못하겠더라고요. 이러다 큰일 나겠다 싶어서 치료를 받기로 했죠."

치료 시간이 충분치 않았던 장 씨가 선택한 치료법은 경막외유착박리술. 시술 시간은 20분 남짓으로, 다음날 장 씨는 일터에 바로 복귀할 수 있었다.

장 씨처럼 치료가 잘 되어도 허리디스크는 재발 걱정을 피하기 어렵다. 일단 제자리로 돌아가도 디스크는 언제든 다시 삐져나올 수 있기 때문이다. 눌린 디스크에 신경이 오랫동안 적응해 가끔 통증을 잘 느끼지 못하기도 하지만, 오래지 않아 증상은 더 심해진다. 재발한 사람 가운데 전보다 더 나빠졌다고 느끼는 경우가 여기에 해당한다. 하지만 이 역시 비수술 치료로 통증을 개선할 수 있다.

허리디스크 예방법은 의외로 쉽고 간단하다. 수시로 자세를 바꿔 눌린 디스크가 원상태로 돌아오게 만들어주면 된다. 오래 앉아 있었을 때는 적어도 1시간마다 5~10분 정도 스트레칭을 하고 자세를 자주 바꾸면서 허리의 긴장을 풀어준다. 디스크의 90% 이상이 뒤쪽으로 삐져나오므로 틈틈이 허리를 뒤로 젖혀주는 것도 도움이 된다. 허리 근력을 강화해주는 운동이나 스트레칭은 허리디스크를 대비하는 데 좋은 예방주사가 되므로 틈틈이 실시한다.

스마트 기기 사용으로 발병이 늘었다, 목디스크

스마트폰이 목 건강 망쳤다

목디스크는 목뼈 사이의 디스크가 탈출해 생기는 질환으로, 정식 명칭은 '경추추간판탈출증'이다. 7개의 목뼈 중에서 문제가 많이 생기는 곳은 경추 5번과 6번, 6번과 7번 사이다. 질환이 생기는 원리는 허리디스크와 유사하다. 잘못된 자세나 외부 충격으로 디스크가 압박을 받아 튀어나오면서 통증으로 이어진다. 다만, 허리디스크보다는 진행이 느리다.

최근 들어 젊은 목디스크 환자가 급증하고 있다. 발병의 주원인은 단연 스마트 기기다. 특히 우리의 생활에 편리함을 주는 스마트폰은 목 통증과 연관이 깊다. 고개를 숙이면 목뼈에 가해지는 압력이 커져 뒷목을 지지하는 근육과 인대에 무리가 간다. 미국의 한 연구에 따르면 스마트폰을 사용하기 위해 고개를 숙일 때 60도 구부리면 대략 27kg의 무게를 목뼈에 가하는 것과 같다고 한다. 6~7세 정도의 아이를 목에 얹고 있는 것과 마찬가지다. 실제로 스마트폰 이용자의 90% 이상이 목 통증을 경험한다.

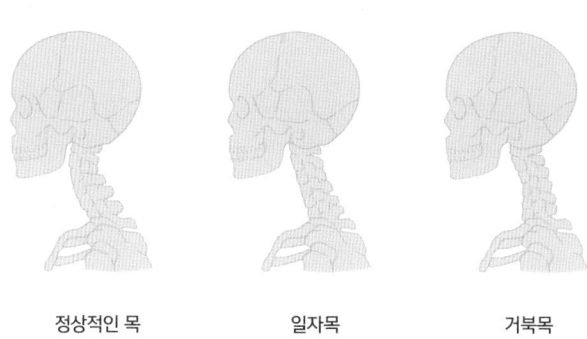

정상적인 목   일자목   거북목

목뼈 형태 비교

목디스크 위험군은 구부정한 자세로 장시간 컴퓨터 모니터를 바라보며 일하는 사무직 직장인들이다. 거북이목처럼 고개를 쭉 내밀고 일하는 자세는 목의 자연스러운 커브가 사라지는 일자목을 유발하며, 더 나아가 '역 C자' 모양, 일명 '공룡목'으로 변형되기도 한다. 목뼈가 변형된 상태에서 갑작스런 압력이나 충격을 받으면 디스크가 돌출되면서 목디스크로도 발전할 수 있다. 거북목증후군과 한 세트처럼 찾아오는 새우등 자세(목과 허리를 깊게 수그린 모양이 새우등과 같아 붙여진 이름)도 오래 지속되면 목디스크로 이어지기 쉽다.

디스크가 디스크를 낳는다?

"허리 말고 다리는 안 저리세요?"
"목 말고 어깨랑 팔도 쑤시고 아프시죠?"
허리 통증 환자에게 다리나 엉덩이가 아프지는 않은지, 목이 아프다는 환자에게 어깨와 팔은 괜찮은지 확인하는 것은 필수다. 통증의 출발점을 찾기 위함이다. 허리디스크는 허리에서 다리로 이어지는 통증을 초래하지만 목디스크는 여기에 목과 어깨, 팔로도 통증이 이어진다. 말초신경만 누르는 허리디스크와 달리 목디스크는 중추신경인 척수까지 눌러 아픈 부위가 더 많다.

디스크질환은 도미노처럼 다른 신체 부위에도 영향을 미친다. 허리디스크가 있으면 목디스크가 생길 가능성이 높고 반대의 경우도 마찬가지다. 목뼈 사이의 디스크가 탈출되면 연결된 허리뼈의 디스크도 미세하게 정상 위치에서 밀려날 수 있다.

초기 목디스크는 뒷목이 뻐근하고 통증이 있다. 그러다 서서히 어깨와 팔로 뻗쳐, 당기고 저린 증세가 손가락 끝까지 미치기도 한다. 손끝이 아프고 저려 물건 잡기 어렵거나 다리 힘이 빠지는 증상도 보인다. 간혹 손가락에 부분적인 감각 이상이 생기는 경우도 있다.

"평소 혈액순환이 잘 안 되는 편이라 그런 줄로만 알았죠. 그런데 막상 손에 힘이 탁 빠지니까 겁이 나더라고요."

목디스크 환자인 40대 주부 서영희 씨는 팔과 손저림을 혈액순환 장애로 대수롭지 않게 여겼다가 낭패를 봤다. TV 채널을 바꿀 때마다 갑작스러운 손저림으로 리모콘을 놓치는 일이 잦아진 것이다. 마사지로 저린 느낌을 풀곤 했지만 증상이 더 심해져 내원했다가 목디스크 진단을 받았다.

목디스크는 다리에 힘이 없어 계단을 오르내릴 때 휘청거리거나 걸음걸이가 둔해져 중풍을 의심받기도 한다. 드물게 두통이나 어지럼증을 호소하기도 하는데, 이는 제자리에서 밀려난 디스크가 신경을 자극해 두통으로 이어지기 때문이다.

평소 자주 두통을 앓았던 30대 초반 직장인 조우용 씨는 머리가 아플 때마다 진통제를 먹어 증세를 다스리곤 했다. 직장에서 받는 스트레스 탓이라고 여기고 넘겼지만 두통은 좀처럼 가라앉지 않고 점점 더 심해지기만 했다. 결국 목과 어깨가 뻣뻣해지면서 통증까지 느껴지자 부랴부랴 병원을

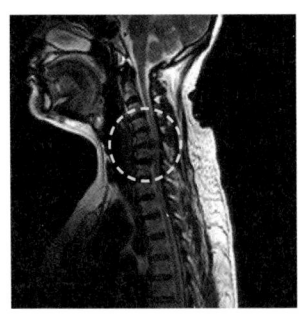

시술 전
경추 4번과 5번, 경추 5번과 6번에 디스크 탈출증이 있다.

시술 후
디스크 탈출증 병변이 줄어들었다.

목디스크

찾았다. 진단 결과, 통증의 원인은 피로가 아니라 목디스크 때문임을 알게 되었다.

　목디스크는 혈액순환 장애나 오십견 같은 퇴행성 질환과 혼동하기 쉽다. 신경이 심하게 눌린 경우 팔을 들어 올리기가 힘들고 수저나 펜을 놓칠 정도로 마비가 진행되는데, 혈액순환 장애나 오십견이 심할 때도 비슷한 증상이 나타나기 때문이다. 이런 이유로 오십견으로 오해해 어깨 치료만 받다가 뒤늦게 목디스크 진단을 받고 치료하는 경우가 종종 있다. 오십견은 팔을 제대로 들어 올릴 수 없을 정도로 어깨가 아프지만 목디스크로 인한 어깨 통증은 팔을 움직이는 데는 별다른 지장을 주지 않는다.

치료 미루면 하반신 마비가 올 수도 있다

목은 온몸으로 뻗어나가는 신경과 동맥이 지나가는 중요한 부위다. 목을 지나가는 경동맥과 중추신경은 식도, 기관지, 성대 등 중요 기관과도 연결되어 있다. 재생이 가능한 말초신경에 비해 중추신경은 한 번 손상되면 회복이 불가능하다.

사지 마비 등 치명적 결과로 이어질 수 있어 시술이나 수술에 대한 위험이 클 수밖에 없다. 그렇기 때문에 목디스크는 증상이 악화되어 척수신경을 손상시키기 전에 빨리 진단하고 치료하는 게 상책이다.

"내가 이렇게 풍채가 좋은데 목이 아파서 걷기 힘들다고 하면 누가 믿겠어?"

성격 좋고 활동적인 70세 박노식 씨는 어디서든 모임을 주도하는 적극적인 성격이었다. 그러다 목디스크를 앓게 되면서 생활도, 성격도 조금씩 바뀌어갔다. 처음에는 목이 아프고 팔이 저리는 정도였으나 시간이 지날수록 걸음걸이가 뒤뚱뒤뚱하는 등 불안정해지기 시작했다. 남에게 그런 모습을 보이고 싶지 않았던 박 씨는 넉넉지 않은 형편에도 대중교통 대신 택시를 탔고, 자주 나가던 모임도 피하게 되었다. 손가락마저 마비 증상이 와서 뜻대로 움직일 수 없게 되자 병원을 찾았다. 다행히 비수술 치료를 통해 통증을 개선시킬 수 있었고, 현재는 대중교통을 이용할 수 있는 정도로 증상이 호전되었다.

박 씨처럼 목디스크는 마비가 오기 전에 치료를 하는 게 중요하다. 허리디스크는 완전히 신경이 눌리는 경우를 제외하면 하반신 마비가 오지 않지만 목디스크는 다르다. 치료 시기를 놓치면 하반신 마비나 전신 마비가 올 수 있다.

초기 목디스크는 약물이나 물리치료 등으로 통증을 완화할 수 있다. 마비 증상이 나타나도 심각하지 않다면 비수술로 치료가 가능하다. 목디스크에는 디스크에 직접 약물을 주입하는 경막외유착박리술이나 튀어나온 디스크를 안쪽으로 밀어 넣는 고주파수핵감압술이 효과적이다. 단, 6개월이 지나도 증상이 호전되지 않으면 수술을 고려해야 할 수도 있다.

목뼈는 허리뼈에 비해 크기도 작고 주변 조직도 더 복잡하다. 목뼈의 디스크는 허리뼈의 4분의 1 정도로 작은데, 다행히 치료법이 더 까다롭거나 어렵지는 않다. 오히려 피부를 절개한 뒤 목뼈까지 접근하기가 쉽고 목주름을 이용해 1cm 가량 절개하기 때문에 시술 시간이나 회복 기간도 짧다. 시술 후 당일 퇴원해 일터에 바로 복귀할 수 있다.

목디스크 진단을 받은 30대 웹디자이너 이정애 씨는 치료를 앞두고 고민이 컸다. 손발 저림과 극심한 어깨 통증으로 회사 근무에 지장이 생기면서 치료가 절실한 상황이었지만 선뜻 병원 행을 선택하지 못했다. 결근을 하면 일에 차질이 생길 게 뻔했기 때문이다. 치료 시기를 엿보던 이 씨는 우연히 비수술 치료에 대해 알게 되었고, 고주파 열로 삐져나온 디스크의 크기를 줄이는 고주파수핵감압술로 20분 만에 치료를 마쳤다. 당일 퇴원한 이 씨는 시술 다음날 바로 출근해 프로젝트를 무사히 마무리할 수 있었다.

  치료 후 생활습관이 개선되지 않으면 목디스크는 언제든지 재발할 수 있다. 따라서 평상시 생활할 때 목을 꼿꼿하게 세우고, 목을 앞으로 쭉 빼거나 고개를 숙이는 자세는 삼간다. 스마트폰을 볼 때는 가슴 위쪽으로 들어 가능한 한 목을 숙이지 않은 상태에서 보고, 컴퓨터를 사용할 때는 모니터 높이를 자신의 눈높이에 맞게 조정한다. 이밖에도 전화기를 어깨와 목 사이에 끼운 채 통화하면 어깨와 목이 연결된 근육이 긴장해 통증이 생기거나 자주 하면 목뼈 변형이 올 수 있으니 주의한다.

10대부터 중년까지 허리 건강을 위협한다,
척추측만증·척추전만증

10대의 허리 건강을 위협하는 척추측만증

척추는 정면에서 보면 일자로 곧게 뻗어 있어야 정상이다. 하지만 특정 원인으로 인해 전후좌우로 휘어질 수 있는데, 이로 인해 발생하는 대표적인 질환이 척추측만증과 척추전만증, 척추후만증이다. 척추측만증은 척추가 좌우로 휘어진 상태를 말하며, 척추전만증은 앞으로 휘어진 상태를 말한다. 척추후만증은 척추가 뒤로 휘는 퇴행성 질환으로 등이 굽는

'꼬부랑할머니병'으로 더 친숙하다.

척추측만증 환자의 척추를 X-ray로 찍어보면 C자 형, 혹은 S자 형으로 휘어져 있다. 똑바로 선 상태에서 척추뼈가 한쪽으로 10도 이상 휘었다면 척추측만증이라고 진단을 내린다. 하지만 40도 이상 휘어야 외관상으로 휘어짐을 확인할 수 있기 때문에 조기 발견이 어렵다는 게 척추측만증의 딜레마다.

척추측만증은 뚜렷한 발병 이유가 아직 밝혀져 있지 않다. 다만, 잘못된 자세나 생활습관 등으로 인한 특발성 척추측만증이 80%나 된다는 점에서 나쁜 자세를 오랫동안 유지할 때 많이 발생하는 것으로 짐작된다.

척추측만증을 부르는 대표적인 자세는 다리를 꼬고 앉는 것이다. 한쪽 다리를 다른 쪽 다리 위로 포개어 앉으면 척추와 한쪽 골반에만 무게가 쏠린다. 정상적인 대칭이라도 이런 자세가 계속되면 골반 변형이 오기 쉽고, 심해지면 척추측만증으로 이어질 수 있다. 등이 굽고 목이 앞으

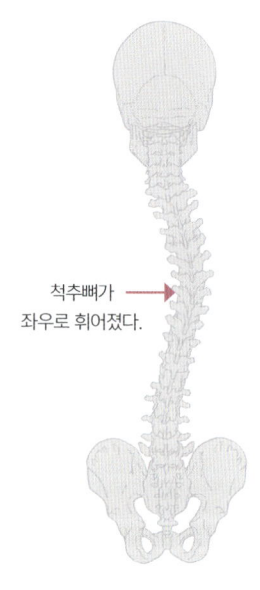

척추뼈가 좌우로 휘어졌다.

척추측만증

로 나오는 자세 역시 척추측만증을 부른다. 골프나 피겨스케이팅처럼 한쪽 몸을 주로 쓰는 운동선수에게도 척추측만증이 많이 나타난다. 피겨스케이팅 김연아 선수가 척추측만증으로 꽤 오랫동안 고생했다는 것은 이미 알려진 얘기다.

의사 입장에서 가장 걱정스러운 것은 10대 학생들의 발병이다. 이유 없이 허리가 휘어지는 척추측만증을 걱정하는 부모들이 부쩍 늘었다. 2012년 건강보험 진료비 분석 결과만 봐도 전체 척추측만증 환자의 38.3%가 10대에게서 나타난다. 우리나라 청소년 중 10도 이상 척추가 휜 학생이 전체의 10%라는 보고도 있다.

성장기 척추측만증은 한창 공부에 매진하기 시작하는 중학생을 전후해서 발생 빈도가 높고, 남학생보다 여학생에게 더 많이 나타난다. 성인보다 척추가 부드럽고 쉽게 휘어지기 때문에 한 번 휘면 성장 속도만큼이나 빠르게 악화된다. 간혹 척추측만증으로 키 성장이 멈출 수 있다는 속설도 있지만 오해다. 허리가 옆으로 휘어져 키가 작아 보일 뿐이다. 하지만 성장이 계속되는 한 척추 휘어짐도 계속되어 척추 변형으로 신경을 누를 수 있으니 주의 깊게 지켜볼 필요가 있다.

성장기 아이들의 척추측만증을 예방하려면 평소에 학습

자세를 바르게 잡아주는 게 최선책이다. 책상에 엎드리거나 몸을 비트는 자세, 다리를 꼬고 앉는 등의 잘못된 자세를 바로잡아 척추측만증을 사전에 차단해야 한다. 옆으로 메는 가방은 무의식적으로 한쪽 어깨가 계속 올라갈 수 있으므로 양쪽으로 메는 가방을 사용하도록 하고, 컴퓨터 및 스마트폰 사용 시 취하는 구부정한 자세 역시 확실히 짚어준다.

뱃살과의 전쟁, 척추전만증

뱃살은 외관상으로도 좋지 않지만 건강상으로는 더 좋지 않다. 흔히 뱃살을 척추와 연관 지어 생각하기 쉽지 않지만, 척추질환을 불러들이는 애물단지가 바로 뱃살이다. 그중에서도 척추전만증은 가히 '뱃살과의 전쟁'이라 할 만하다. 나이를 불문하고 뱃살이 많은 사람이 발병 1순위다. 배가 나오지 않았는데도 배를 내밀고 다니는 경우라면 척추전만증이 아닌지 의심해봐야 한다.

척추전만증은 척추뼈가 앞쪽으로 휘어 변형되는 질환이다. 척추전만증이 생기면 앞에서 보면 배가 불룩한 '배불뚝이'가 되고, 뒤에서 보면 엉덩이가 뒤로 빠진 '오리궁둥이'가 된다. 외형상의 변화 외에는 특별한 증상이 없어 척추측만증에 비해 발견이 쉽지 않아 발병률도 낮다.

척추가 앞쪽으로 기울면 상대적으로 척추뼈를 이어주는 뒤쪽의 관절끼리 가까워지고, 서로 눌리면서 통증이 생길 수 있다. 허리가 자주 뻐근하고 오래 숙이고 있으면 좀처럼 펴기 힘들다. 별다른 통증이 없어 일상생활에는 큰 불편이 없지만 척추와 이어진 골반과 몸의 불균형을 초래해 목, 어깨, 허리, 골반 등에 만성 통증질환을 유발할 수도 있다. 만성피로, 집중력 저하, 무기력증 등을 동반하고, 간혹 내장기관이 압박을 받아 피로하거나 잦은 소화불량이 나타나기도 한다. 심할 경우 심폐기능 및 호흡곤란 등의 장애도 생긴다. 통증이 없다고 계속 방치하면 척추가 받는 압력이 증가하면서 보행 장애나 허리디스크로 이어지고, 퇴행성 척추질환으로 발전할 수 있다.

척추전만증을 특별히 조심해야 할 대상은 폐경기를 맞은 중년 여성이다. 폐경기가 되면 복부지방의 분해를 촉진하는 에스트로겐이 감소하면서 점차 체중이 불어난다. 자연히 몸에 체지방이 쌓이고 근육은 줄어 근력이 달리게 된다. 척추를 지탱하는 근력이 약해지면 몸의 중심이 앞으로 이동하고, 불룩하게 나온 뱃살 때문에 배를 내밀고 허리를 뒤로 젖히게 된다. 이런 상태로 계속 생활을 하면 척추의 아랫부분이 앞으로 휘어지면서 척추전만증으로 발전할 수 있다.

뱃살이 나왔다면 중년 남성도 안심할 수 없다. 또한 임신으로 갑작스럽게 체중이 불어나 허리에 부담이 커진 임산부도 발병 대상이다. 뱃살이 나온 중년 여성과 마찬가지로 무거운 배를 지탱하기 위해 허리를 뒤로 젖힌 채 배를 내밀고 걷는데, 이 역시 척추 균형을 무너뜨리면서 척추전만증을 유발할 수 있다.

평소 굽 높은 신발을 즐겨 신는 습관도 척추전만증을 부른다. 보통 굽 높이가 6cm를 넘으면 체중이 발끝으로 이동하는데, 이때 앞으로 쏠린 몸의 중심을 잡기 위해 발뒤꿈치와 허리 뒤쪽에 부담을 주므로 허리 곡선이 앞쪽을 향해 굽게 된다. 하이힐을 즐겨 신는 여성이나 키높이 깔창을 이용하는 남성들이 위험 대상이다.

자세 교정과 생활습관으로 치료할 수 있다

척추가 휘는 질환은 육안으로 확인이 가능하다. 척추측만증은 거울을 바라봤을 때 양쪽 어깨 높이가 다르거나 골반이 쳐져 있을 때 의심해볼 수 있다. 외관상 몸이 한쪽으로 기울어져 있거나 허리를 굽혔을 때 양쪽 등의 높이가 다른 경우, 한쪽 신발이 유독 빨리 닳는 경우도 척추측만증일 가능성이 높다.

"우리 아이가 자꾸 허리가 아프다고 하는데 이거 성장통 아닌가요?"

초등학교 고학년쯤 되는 사내아이를 데리고 온 학부모가 의아해하며 물었다. 이런 경우 많은 부모가 성장통으로 여기거나 더러는 꾀병이라며 아이들을 다그치기도 한다. 그맘때 아이들은 키가 크느라 종종 다리나 허리가 아프기 때문이다. 그러다 어깨나 골반의 높이가 다르거나 한쪽 가슴이나 엉덩이가 튀어나온 것을 발견하면 그제야 아이 손을 잡고 병원을 찾는다.

성장기 척추질환은 보호와 관리가 필요하다. 척추에 이상이 생기면 목과 허리에 통증이 생기고 자연히 집중력도 떨어진다. 아이 성적이 갑자기 떨어질 때 학원을 더 보낼 것이 아니라 몸에 별다른 이상은 없는지부터 체크하는 센스가 필요하다.

척추측만증은 가급적 발병 초기에 진단을 받고 치료 여부를 결정하는 게 좋다. 측만의 각도가 40도 이상이라면 수술적 치료가 필요하지만 한창 뼈가 자라는 성장기 청소년들은 자세 교정 치료가 우선이다. 올바른 자세를 유지하는 습관을 들이면 예방도 가능하다. 앉을 때 상체를 바로 세우고, 장시간 앉아 공부할 때는 수시로 가벼운 스트레칭을 실시해 근육을 부드럽게 풀어주는 게 좋다. 또한 책가방은 가능한 한 양쪽으로 메도록 권한다.

척추전만증도 외관상 확인이 가능하다. 뱃살이 없는데도 많이 나온 것처럼 보이거나 똑바로 섰을 때 배를 앞으로 내밀고 있는 것처럼 보이는 경우, 누웠을 때 허리 부분에 손이 들어갈 만한 공간이 생기는 경우라면 척추전만증을 의심해 본다.

척추전만증도 생활습관 개선으로 치료와 예방이 가능하다. 올바른 자세를 유지하고 운동 및 재활 치료를 하면 교정된다. 가장 쉬운 방법은 먼저 뱃살을 줄이는 것이다. 칼슘 흡수를 방해하고 비만도를 높이는 염분 섭취를 최소화하면 다이어트에 도움이 된다. 여기에 빠르게 걷기, 자전거 타기 등의 유산소 운동을 병행하면 다이어트는 물론 척추가 휘는 것도 동시에 막을 수 있다.

몸짱 되려다
허리 통증이 심해졌다,
급성 허리 통증(급성 요추염좌, 급성 허리디스크)

허리가 뚝! 갑자기 통증에 빠졌다

난생처음 집 장만에 성공한 40대 회사원 권기만 씨는 내 집이 생긴다는 설렘 때문에 무거운 줄도 모르고 열심히 이삿짐을 날랐다. 하지만 무거운 가구를 요령 있게 들지 않고 의욕만 앞세우다 사고를 당하고 말았다. 무릎 높이의 작은 탁자를 들고 일어서려는 순간, '두둑!' 하고 허리뼈가 부러지는 듯한 소리가 난 것이다. 놀람도 잠시, 곧 숨 쉬기도 힘들 만큼 강렬한 통증이 밀려왔다. 허리를 제대로 펴지도 못한 채 극심한 고통을 느낀 권 씨는 가족의 부축을 받아 겨우 병원을 찾았다. 진단 결과는 급성 요추염좌. 권 씨는 새집을 얻은 기쁨도 미뤄둔 채 한동안 허리 통증으로 고생해야 했다.

권 씨처럼 갑자기 찾아오는 허리 통증은 생활 속에서 빈번하게 일어난다. 흔히 '허리가 삐었다'라고도 하고, '인대가 놀랐다'라고도 한다. 이처럼 허리뼈 사이를 이어주는 인대가 손상되거나 근육이 비정상적으로 수축되면 허리에 통증이 찾아온다.

급성 허리 통증의 70%는 염좌(인대 손상)로 발생하며 예후가 좋아 잘 낫지만 그렇다고 만만하게 보면 안 된다. 척추가 보내는 일종의 경고이기 때문이다. 통증이 반복되면 큰 병으로 발전할 수 있으니 빨리 치료하라는 신호로 여겨야 한다.

급성 허리 통증은 갑자기 물건을 들거나 넘어지는 경우를 비롯해 무거운 짐을 짊어져 척추에 무리를 주는 불안정한 자세를 장시간 유지해도 신경이 눌리고 근육이 놀라 통증을 부를 수 있다. 쪼그리고 앉아 김장을 담그거나 집 안 대청소를 시작했다가 급성 허리 통증으로 병원을 찾는 주부들도 많다. 교통사고나 갑작스러운 낙상처럼 척추에 큰 충격이 가해졌을 때도 급성 통증으로 고생할 수 있다.

간혹 마사지를 받다가 급성 허리 통증이 생기기도 한다. 오랜 시간 엎드린 자세는 등뼈와 허리뼈 사이의 척추관절이 꺾여 근육을 긴장하게 만든다. 이 상태로 장시간 마사지를 받으면 부상의 위험이 생길 수 있다. 아이들에게 안마 삼아 허리를 밟아달라는 행동도 위험천만하다. 척추를 밟는 것 자체가 위험할뿐더러 아이들 몸무게라도 절대 무시할 수 없기 때문이다. 생활 속에서 언제라도 찾아올 수 있는 급성 통증은 감기만큼 흔한 허리병이지만, 늘 조심해야 한다.

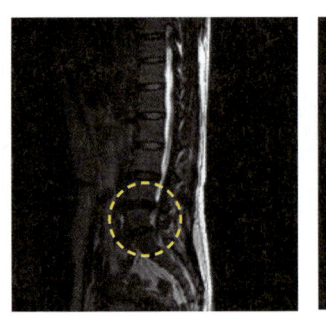
시술 전
요추 4번과 5번, 요추 5번과 천추 1번에 급성디스크가 있다.

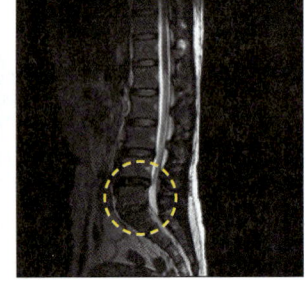
시술 후
급성디스크 병변이 줄어들었다.

급성 허리디스크

운동중독증이 부른 척추질환

멋진 몸매와 건강을 위해 시작한 운동 때문에 오히려 병을 얻는다면 어떨까? 아이러니하게도 웨이트트레이닝을 즐기는 남성들 가운데 상당수가 요통으로 고생한다. 초보자나 숙련자를 막론하고 그렇다.

넓은 어깨, 탄탄한 복근, 탄력 있게 달라붙은 엉덩이를 위해 무리하게 운동하는 남성들이 적지 않다. 과시욕에 불타 옆 사람과 경쟁하듯 자신의 한계를 넘은 중량을 들며 무리하기도 하는데, 모두 위험한 일이다. 과도한 무게를 반복적으로 들면 근육이 생기기도 전에 허리부터 망가진다. 특히 스트레칭을 하지 않은 상태에서 웨이트트레이닝을 시작하면 십중팔구 근육통이나 급성 허리 통증을 부를 수 있다.

30대 직장인 임규근 씨는 최근 급성 허리 통증으로 고생했다. 그는 퇴근하면 바로 피트니스센터로 달려갈 만큼 운동을 즐기는 운동 마니아였다. 자

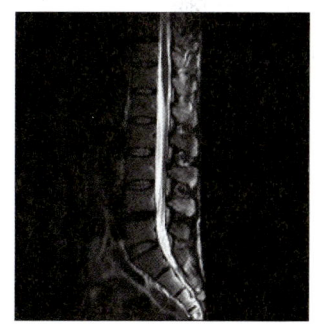

요추 4번과 5번 사이 디스크의 퇴행성 변화가 관찰된다.

신의 한계를 넘는 무거운 바벨을 들어 올릴 때의 쾌감과 근육질 몸을 만들어가는 맛에 푹 빠져 있었다. 하지만 트레이닝이 몸에 익어가자 종종 스트레칭을 생략한 채 바벨을 들어 올리곤 했다. 그날도 간단히 몸을 풀고 바벨을 들어 올리려는데 갑자기 허리에서 '뚝!' 하는 소리가 나더니 찌릿한 통증이 온몸을 감쌌다. 냉찜질로도 통증이 가시지 않아 급히 병원을 찾았고, 그곳에서 임 씨는 허리뼈 주변의 인대가 손상된 급성 요추염좌 진단을 받았다.

매일 하는 운동이라고 해도 스트레칭을 건너뛴 채 무거운 기구를 들면 근육이 놀라거나 다칠 수 있다. 심한 경우 급성 디스크 탈출로 이어지기도 한다. 골프 삼매경에 빠진 60대 중반 사업가 김준겸 씨가 그런 경우다. 김 씨는 소일 삼아 시작한 골프에 푹 빠져 매일 골프장으로 출근하다시피 했다. 시간이 날 때마다 스윙 연습을 했던 그는 어느 날 스윙을 하다가 허리에서 '퍽!' 하는 소리와 함께 극심한 통증을 느꼈다. 과도한 스윙으로 허리뼈의 디스크가 탈출한 것이다. 그는 병원으로부터 급성 허리디스크 진단을 받았다.

골프처럼 과격하지 않은 운동도 허리 건강을 위협한다. 골프는 허리를 비틀어 볼을 멀리 날리게 되는데, 이 과정에서 체중의 8배가 넘는 힘이 허리에 가해진다. 장타를 날릴 욕심에 각도를 크게 돌리면 허리에 당연히 무리가 갈 수밖에 없다. 이처럼 한쪽 몸이나 허리를 많이 쓰는 일방통행 운동은 허리병에 각별히 유의해야 한다. 잘못된 스윙 자세나 무리한 연습은 허리를 상하게 할 수 있기 때문이다. 골프 황제 타이거 우즈도 경기를 기권하게 만드는 것, 바로 허리 통증이다.

치료 골든타임은 초기 1주일

급성 허리 통증은 예후가 좋아 잘 낫는다. 찜질로 근육을 풀어주고 휴식을 잘 취하면 통증은 대부분 사라진다. 6주 정도 지나면 증상의 80%가량 호전된다. 근육이완제나 소염진통제를 처방받으면 효과는 더 빠르다. 급성 요추염좌였던 운동 마니아 임 씨도 통증 외에 별다른 증상이 없었다. 2주 정도 운동 없이 절대 안정을 취하고 소염제 처방을 받자 통증이 많이 가라앉았다. 꼼짝 못할 만큼의 극심한 통증도 별다른 치료 없이 며칠 잘 쉬면 회복된다.

급성 허리 통증의 문제는 역시 재발이다. 한 번 문제가 생긴 곳은 다시 문제가 생길 확률이 높다. 실제로 환자의 60~80%가 2년 내에 재발하고 만성통증으로 발전한다.

급성 허리 통증의 골든타임은 초기 1주일이다. 이 시기에 절대 안정을 취하면 통증을 잡는 데 큰 도움이 된다. 물리치료나 약물치료도 이때 해야 근육의 경직을 없애고 통증을 감소시키는 데 효과적이다.

통증이 1주일 이상 지속되고 엉덩이나 다리까지 퍼진다면 병원 치료를 받아야 한다. 급성 허리 통증처럼 쉬이 가라앉는 통증이라도 함부로 보아 넘길 게 아니다. 특히 통증이 반복되는 데도 치료하지 않으면 허리디스크나 척추관협착증, 압박골절 등으로 발전할 수 있다.

씩씩한 군인이었던 22세 진수창 군이 그런 경우다. 훈련 도중에 생긴 급성 허리 통증을 무시했다가 디스크가 파열되는 고통을 겪어야 했다. 통증이 생길 때마다 진통제로 다스리기를 반복하다가 결국에는 훈련도 나가지 못할 만큼 통증이 심해져 병원을 찾았다. 하지만 이미 심한 디스크 파열이 일어난 후였다. 젊다고 허리 건강을 과신했다가는 그처럼 큰 곤경에 처할 수 있다.

통증이 가라앉았다고 해도 당분간 물건을 들거나 미는 일,

몸을 뒤틀거나 구부리는 일은 피하는 게 좋다. 본격적인 운동도 근육이 약화되는 것을 막기 위해 최소 3개월 후에 시작한다.

생활 속에서 급성 허리 통증을 예방하려면 무거운 물건을 들 때 허리에 실리는 무게를 줄이는 것이 포인트다. 허리만 숙이지 말고 한쪽 무릎을 바닥에 댄 상태로 물건을 들어서 천천히 일어난다. 직접 짐을 드는 것보다 바퀴가 달린 카트를 활용하는 것도 좋다. 운동을 할 때는 가벼운 중량을 들더라도 항상 바른 자세로 해야 허리도 지키고 더 좋은 근육도 얻을 수 있다. 만성요통이나 허리디스크 환자라면 골프처럼 허리를 과하게 사용하는 운동은 자제한다.

통증 얕보다 더 큰 병으로 키웠다,
만성 허리 통증

통증은 시간과의 싸움, 초기부터 잡아라

평균 3개월 이상 통증이 지속되면 만성통증이라고 한다. 주로 '허리 아프다'는 말을 달고 사는 주부, 운동선수, 노인들이 만성통증에 시달린다. 허리나 무릎 통증은 일상 속에서 끊임없이 반복되면서 더 큰 통증으로 이어진다.

　70대 중반의 최순식 씨는 평생 농사를 지으며 살아왔다. 농사일이란 게 그렇듯 하나부터 열까지 몸을 써야 수확을 할 수 있다. 새벽부터 저녁까지 농사일로 바쁘게 살았던 최 씨는 나이가 들면서 허리에 긴장과 무리가 쌓여 서서히 통증이 생기기 시작했다. 50대부터 허리가 아팠지만 치료할 생각을 하지 못했다. 동네 사람들 중에 허리가 안 아픈 사람이 없으니 치료의 절실함을 느끼지 못했고, 또 치료받을 마땅한 병원을 찾기도 쉽지 않았다. 그렇게 20년간 통증을 몸에 지니고 살았던 최 씨는 최근 퇴행성 척추관협착증까지 더해져 허리 통증이 한층 심해졌다.

오래된 허리 통증은 이런저런 핑계로 치료를 미룰 일이 아니다. 내 몸에서 일어나는 통증을 정확히 인지하고 이를 심

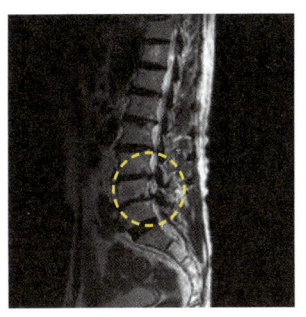

시술 전 시술 후
요추 4번과 5번, 요추 5번과 천추 1번에 비수술 치료 후 협착증이 완화되었다.
심한 척추관협착증이 보인다.

만성 허리 통증

각하게 받아들여야 더 큰 병을 막을 수 있다. 평소 허리를 자주 삐끗하거나 다리 저림이 잦다면 빨리 내원해서 적극적으로 치료를 받는 게 좋다.

만성통증에 대해 둔감한 것은 비단 최 씨만의 일이 아니다. 많은 사람들이 오래된 허리 통증을 안고 산다. 가까운 큰 병원이 없는 시골일수록 치료 시기를 훌쩍 넘긴 환자들이 상당수다. 시간을 끌다가 퇴행성 질환까지 더해지면 치료는 더 어려워지고 시도해볼 수 있는 치료가 한정될 수밖에 없다. 고령의 만성 허리 통증 환자들이 갖고 있는 가장 큰 문제다.

최 씨도 일찍 병원을 찾았다면 보존 치료를 해볼 수 있었을 것이다. 하지만 통증이 워낙 심하고 만성화된 터라 시술이나 수술 치료가 필요했다. 다행히 척추협착풍선확장술로 20년 가까이 괴롭혀온 통증을 개선할 수 있었다. 걸어서 퇴원했지만 치료 시기를 더 늦췄다면 수술을 해야 했을지도 모른다.

수술에 대한 두려움이 병을 키운다

10여 년 동안 허리디스크 앓아온 50대 주부 김말자 씨는 3년 전부터 통증이 극심해졌다. 통증이 발까지 내려가 발가락 감각이 무뎌질 정도가 되자 걱정하며 병원을 찾았다.

그녀가 이처럼 통증을 참고 견딘 데에는 이유가 있었다. 젊은 시절, 어머니가 허리디스크 수술을 받은 후 호전되기는 커녕 수개월 동안 침대에 누워 생활하다 돌아가셨기 때문이다. 허리 한 번 못 펴본 채 환자용 변기를 사용하다 끝내 명을 다한 어머니의 대한 기억은 김 씨에게 수술에 대한 두려움을 남기기에 충분했다. MRI 촬영 결과 김 씨의 상태는 매우 심각했다. 5번 요추와 천추 1번 사이 디스크가 탈출된 상태로, 통증을 참고 견뎠다는 게 놀라울 정도였다. 결국 김 씨는 비수술 치료인 경막외유착박리술과 미세현미경술을 시술받은 후 입원 3일째 되는 날 퇴원할 수 있었다.

"어머니도 살아 계셨다면 수술하지 않고 저처럼 치료받을 수 있었을 텐데…."

끝내 눈물을 보인 김 씨는 통증이 사라진 것만큼 치료에 대한 공포를 씻은 것에 감격스러워했다.

김 씨와 같이 수술에 대한 선입견 때문에 병을 키우며 치료를 미루는 경우는 의외로 많다. 그만큼 척추 치료에 대한 오해가 큰 탓이다. 척추 치료라면 전신마취를 하고 절개를 하는 수술만 떠올려 지레 겁부터 먹는다. 그러다 치료 결과가 나쁘거나 재발되면 수술은 물론, 모든 치료에 거부반응을 보인다. 비수술 치료로도 수술과 비슷한 결과를 기대할 수 있다는 것이 익히 잘 알려졌음에도 아직까지 오해와 불신이 남아 있다는 게 안타까울 뿐이다.

만성통증으로 골병드는 주부

만성통증은 남성보다 여성이 걸릴 확률이 높다. 여성의 몸에서 근육이 차지하는 비율은 남성의 3분의 2 수준으로, 척추를 지지하는 근육이 적어 척추질환에 노출되기가 더 쉽다. 특히 주부들은 허리 아플 일이 참 많다. 임신과 폐경 같은 갑작스러운 호르몬의 변화가 근육이나 인대를 약하게 만들어 통증을 부르는가 하면, 불안정하게 서거나 앉아서 하는 집안일이 척추질환을 더욱 부추긴다.

명절이 되면 주부들의 허리 통증은 그야말로 절정에 이른다. 일상적인 가사가 과도한 '노동'으로 바뀌는 순간, 허리 통증은 허리질환으로 한 단계 상승한다. 특히 쪼그리고 앉아 전을 부치는 자세는 허리와 무릎에 이중고를 안기는 최악의 자세다.

가정은 주부가 건강해야 잘 돌아간다. 참는다고 미덕은 아니고 견딘다고 능사는 아니다. 통증이 생기면 빨리 치료받을수록 가정이나 본인에게 이익이다.

증상이 호전된 만성통증도 관리를 소홀히 하면 다시 악화될 수 있다. 따라서 근력 강화 운동을 꾸준히 실시해 척추 건강을 지키는 것이 중요하다. 20년간 만성통증에 시달렸던 농부 최 씨도 비수술 치료 후 모든 생활을 허리 건강에 맞추었다. 농사를 짓는 한 허리를 써야 하는 것은 불가피하므로, 가능한 한 허리의 부담을 줄이기 위해 일하는 틈틈이 스트레칭을 하고 자주 휴식을 취했다. 그렇게 평생 습관을 바꾸니 조금씩 허리가 펴지고 움직임도 나아졌다.

척추는 세월이 흐르면 누적된 압력이 한계에 다다라 상태가 악화된다. 신경과 골격도 손상되고 통증 발생 위험도 높아진다. 단순한 통증에서 출발해 만성통증으로 우울증과 무기력증 같은 마음의 병도 얻을 수 있다. 사소한 통증이라도 찾아오면 참거나 피하지 말고 오히려 반겨야 한다.

수술한 허리병이 재발했다,
척추수술실패증후군

재발된 통증이 더 심하다

척추 수술을 받아도 증상이 호전되지 않고 악화되거나, 수술 전에는 없던 통증이나 마비 증세가 나타나는 등 새로운 증상이 생기는 경우가 있다. 이를 가리켜 '척추수술실패증후군'이라 한다. 디스크 수술 환자의 3분의 1이 겪는 것으로 알려져 있으며, 대개 수술 후에 통증이 더 심해진다.

"평소에도 이렇게 걷기 힘드세요?"

"네, 걷기도 힘들고 허리도 아파 잠을 못 잘 정도예요."

회계사로 일하는 43세 직장인 이진수 씨는 진료실에 들어설 때부터 걸음걸이가 불편해 보였다. 허리 통증으로 인해 심각한 보행 장애가 생긴 것이다. 그는 10년 전 요추 4번과 5번 사이의 디스크가 탈출되어 수술을 받은 전력이 있었다. 그런데 몇 달 전부터 통증이 살살 느껴지더니 날이 갈수록 강도가 심해졌다. 이 씨는 "수술하기 전보다 더 아픈 것 같아요"라며 극심한 통증을 호소했다.

다리가 저리고 당기는 증상 때문에 밤잠도 설친다는 그는 전형적인 척추수술실패증후군이었다. 검진 결과 나사못고정수술을 받았던 요추 4번과 5번, 요추 1번과 3번의 주변이 약해져 디스크가 탈출되어 있었고, 수술 부위의 신경근과 혈관에도 여기저기 유착이 많았다. 통증이 극심할 수밖에 없는 상태였다.

같은 척추수술실패증후군을 겪고 있지만 70대 오영순 할머니는 오히려 의연했다. 할머니 역시 5년 전 척추관협착증으로 수술을 받은 후 통증이 재발한 상태였다. 할머니는 수술 전과 마찬가지로 한 움큼의 진통제로 하루하루를 버티고 있었다. "그냥 이것보다 더 좋은 진통제나 처방해주세요"라며 한사코 치료를 거부했던 할머니는, 고령의 나이에 수술은 이제 무리란 것을 누구보다 잘 알고 있었다.

이 씨처럼 수술을 해도 병이 낫지 않을 때 환자가 느끼는 절망감을 어떻게 말로 다 표현할 수 있을까? 수술만 하면 지긋지긋한 통증에서 벗어날 수 있을 거라는 기대와 희망 대신, 한 움큼의 진통제를 집어 들어야 했던 오 씨 할머니의 체념도 안타깝기는 마찬가지다. 이들은 수술을 감행한 보람도 없이 통증만 더 얻은 셈이다.

디스크 수술은 재발의 씨앗을 남긴다

수술 후에도 통증이 지속되거나 후유증을 동반하는 것은 척추 수술 자체를 되돌아보게 만든다. 수술 치료는 통증을 일으키는 조직을 제거한다. 병변을 없애면 깔끔하게 완치될 것 같지만, 결과가 꼭 그렇지는 않다. 수술 과정에서 정상 조직의 손상이 불가피한데, 이로 인해 수술 부위에 유착이나 염증이 생길 수 있고, 수술 후 척추 주변의 근육이나 인대가 약해질 수 있다. 수술은 성공적이어도 수술 후 통증을 유발하는 요인은 남는다.

 디스크질환이 재발하지 않으려면 이론 상 수술 부위의 모든 디스크 조직을 제거하면 된다. 하지만 디스크가 없으면 뼈와 뼈가 맞닿아 심한 요통이 일어난다. 그래서 신경을 누르는 디스크는 제거하되, 그렇지 않은 디스크는 가급적 많이 남겨놓아야 척추뼈 사이에서 본래의 기능을 다할 수 있다. 다만, 이렇게 남겨둔 디스크가 재발하는 것을 막을 길은 없다. 시간이 흐를수록 남아 있는 디스크의 퇴행은 계속 진행되고 뼈 사이로 삐져나와 신경을 압박하는 악순환이 반복될 뿐이다. 척추 수술을 치료의 가장 마지막 단계로 고려해야 하는 이유가 여기에 있다.

"수술했는데 왜 낫지 않나요?"

수술 후 재발한 통증 때문에 병원을 찾았던 오영순 할머니는 어떻게 됐을까? 다행히 경막외내시경시술로 재발한 통증을 잡을 수 있었다. 며칠씩 입원해야 했던 수술과 달리 할머니는 시술 당일 퇴원할 수 있었다. 10여 개 남짓했던 진통제는

3개로 줄었고, 통증도 몰라보게 좋아진 상태다. 현재 할머니는 정기적으로 물리치료를 받으며 건강하게 생활하고 있다. 나사못고정술 이후 척추수술실패증후군에 시달렸던 이진수 씨도 고주파수핵감압술과 경막외내시경시술로 당기던 다리 통증을 해결해 보행이 훨씬 자유로워졌다.

"수술했는데 왜 낫지 않는 건가요?"

척추수술실패증후군 환자들이 입을 모아 묻는 질문이다. 자세히 설명해도 재차 묻고 낙심한다. 그 마음 뒤에는 '그 큰 수술을 또 해야 하는 건가?' 하는 두려움이 엿보인다. 더불어 두 번째 수술에서는 깨끗이 나을 수 있을지 의구심이 드는 게 환자들 마음일 것이다. 척추질환의 경우 두 번째 수술은 첫 수술보다 더 어렵다. 치료 기간도 배로 든다. 수술 성공률도 첫 번째 수술의 절반이거나, 아니면 실패하거나다. 하지만 척추수술실패증후군 환자일지라도 비수술 치료로 새로운 통증 해결의 길을 찾아볼 수는 있다.

수술보다 비수술 치료, 비수술 치료보다는 올바른 자세를 들이는 습관이 통증 관리의 순서다.

노년을
망치는
퇴행성 척추질환

PART 3

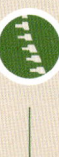

나이 들어 몸이 아프면 인생도 시시해진다. 방 안에 자리보전하고 있는 것이 신날 리 없다. 그러고 보면 노년의 행복은 아주 소박한 것에서 출발한다. 잘 걷고 아프지만 않다면 인생을 축제처럼 즐길 수 있다. 척추 건강만 잘 지켜도 인생은 행복해질 수 있다.

세월이 불러들인 허리병, 노인성 디스크

디스크는 늙고 가시뼈는 덧자란다

우리 몸에서 가장 빨리 늙는 곳은 어디일까? 아마 햇볕도 많이 받고 작은 자극에도 민감한 얼굴 피부가 아닐까 생각할지 모른다. 하지만 실제로는 척추뼈 사이의 디스크가 가장 빨리 늙는다. 척추는 일생 동안 우리 몸을 든든히 받쳐줄 것 같지만, 안타깝게도 일찍 늙기 시작한다. 인생이 꽃피기 시작하는 20대부터 알게 모르게 디스크는 노화되기 시작한다.

1단계

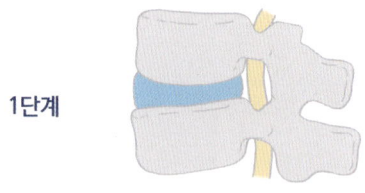

아무런 통증도 없는 건강한 상태의 척추뼈와 디스크

↓

2단계

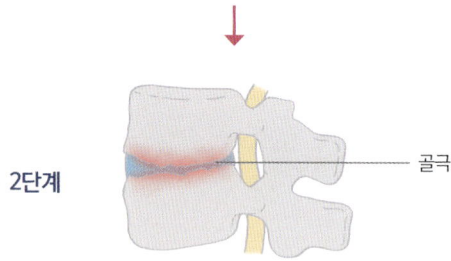

골극

나이가 들면서 뼈도 함께 노화되어 약해지고, 디스크 마디의 뼈끝에 '골극'이라고 하는 가시뼈가 자꾸 자라기 시작한다. 주변의 신경을 건드리면서 통증을 일으킨다.

↓

3단계

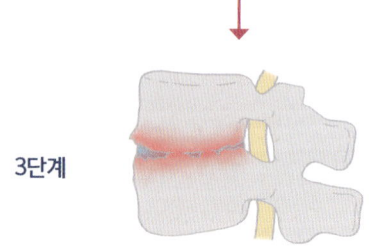

뼈가 자라서 뼈끝이 울퉁불퉁해진 모습은 퇴행성 디스크에서만 볼 수 있는 전형적인 모습이다. 시간이 지나면 울퉁불퉁해진 뼈가 그대로 붙기도 한다.

퇴행성 디스크의 진행 과정

늙은 디스크는 젊었을 때와 다르다. 탱탱했던 조직은 수분이 빠져 말린 바나나 조각처럼 납작하고 딱딱해진다. MRI를 찍으면 하얗게 보이던 젊은 시절과 달리 검게 보인다.

노인성 디스크는 한마디로 나이 들어 생기는 허리디스크라고 할 수 있다. 수분이 줄고 탄력이 떨어져 부피가 줄어든 디스크 때문에 척추뼈 사이의 간격이 좁아져 뼈와 뼈가 닿거나 뼈가 앞뒤로 튀어나오면서 통증이 생긴다. 나이가 들면 디스크가 특별히 돌출되지 않아도 통증이 생기는 이유다. 여기에 디스크 노화가 더 심해지면 디스크 내부의 섬유주머니가 찢어지거나 디스크가 튀어나와 통증을 유발한다.

제멋대로 자란 뼈도 통증을 보탠다. 디스크가 노화되면 척추뼈 표면에 '골극'이라 불리는 작은 가시뼈들이 자란다. 이 가시뼈가 주변 신경을 건드리면 통증이 생기는데, 이 역시 노인성 디스크에만 있다.

나이가 들면 신경이 지나가는 통로, 즉 척추관도 점점 좁아져 척추관협착증이 나타나기도 한다. 노인성 디스크는 척추관협착증과 함께 오기 쉽다. 7년 전부터 허리 통증을 겪기 시작한 60대 중반의 서상진 씨가 그런 경우다. 서 씨는 집 근처 한의원에서 침을 맞거나 동네 의원에서 약물치료와 물리

치료를 받으면서 통증을 다스려왔다. 그러다 최근에는 척추관협착증 진단까지 받으면서 2개의 척추질환을 동시에 앓는 신세가 되었다.

노인성 디스크는 대개 50대 이상 중장년층에서 많이 생긴다. 평생 요통을 겪은 적이 없더라도 이 나이쯤 되면 퇴행성 디스크의 전조증상이 나타나기 시작한다. 운동 부족과 장시간 잘못된 자세를 취하는 습관은 노인성 디스크를 더욱 부추긴다.

심각한 상태의 디스크라도 시간이 지나면서 통증이 저절로 완화되는 경우가 간혹 있다. 하지만 이것은 디스크에 눌린 신경이 적응한 것일 뿐 결국 증상은 점점 더 심하게 악화된다.

손주 사랑 타고 찾아오는 시니어맘의 '손주병'

요즘 육아박람회에 가면 젊은 부모만큼 할아버지 할머니가 많다고 한다. 손자 손녀를 돌봐주는 시니어맘과 시니어대디가 늘어난 까닭이다. 그런데 이와 같은 사회적 현상도 노인성 디스크의 발병을 거들고 있다.

자식 위해 손주를 돌보는 황혼 육아는 각종 척추관절 질환을 불러온다. 손주를 돌봐주다 생긴 병이라고 해서 '손주병'으로 불리기도 한다. 젊은 사람도 힘든 육아를, 하물며 기력이 달리는 고령의 조부모가 한다는 것은 그야말로 곱절의 힘이 드는 고강도 노동이다. 하루 종일 6~7kg 되는 아이를 안고 씻기고 업는 동안 허리에 가해지는 하중은 없던 디스크질환도 불러들일 만큼 강력하다.

60대 후반의 신영순 씨는 그 나이까지 디스크는 남의 일로 여기며 살 만큼 건강했다. 하지만 2년 전 귀여운 손녀가 태어나면서 상황은 180도 달라졌다. 육아 휴직을 마치고 직장에 복귀하는 딸을 위해 시니어맘을 자처한 게 원인이었다. 아이를 업고 설거지나 청소를 하느라 힘들고 가끔은 몸이 아프기도 했지만 손녀딸 재롱 보는 재미에 하루가 짧았다는 신 씨. 하지만 아이가 커갈수록 저릿저릿하던 허리 통증이 심해져 결국 노인성 허리디스크를 진단받고 말았다. 사랑스러운 손녀딸은 신 씨에게 기쁨도 주고 병도 가져다 준 셈이다.

문제는 황혼 육아가 허리디스크 외에 다른 척추질환도 불러올 수 있다는 것이다. 60대 이상이 되면 대개 척추뼈와 인대, 근육 등이 약해지게 된다. 디스크의 탄력도 떨어지고 골다공증 환자도 많다. 이 상태에서 10kg 안팎의 아이를 안고 업으면 노인의 허리로는 버티기 힘든 하중이 가해진다. 아이를 안은 몸은 중심이 앞으로 쏠리기 때문에 허리가 앞쪽으로 휘어지거나 척추가 불안정해지는 척추분리증, 납작하게 부러지는 압박골절, 신경이 눌리는 척추관협착증 등으로 이어질 수 있다.

맞벌이하는 딸을 대신해 시니어대디 역할을 해오던 60대 중반 권병철 씨도 황혼 육아로 허리디스크와 척추관협착증을 동시에 얻었다. 한 번 업으면 좀처럼 땅에 내려오려고 하지

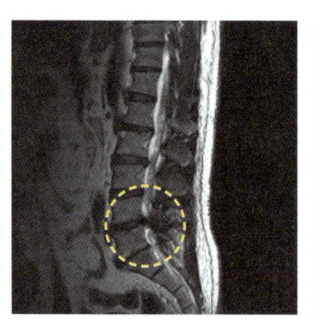

시술 전
요추 4번과 5번에 심한 디스크 탈출증이 보인다.

시술 후
비수술 치료로 해결되었다.

허리디스크와 척추관협착증이 함께 발생한 모습

않는 어린 손녀딸 때문에 허리에 무리가 간 것이다. 이미 앓고 있던 허리디스크에 척추관협착증까지 더해져 권 씨의 통증은 이만저만이 아니었다. 병원을 찾기 전까지만 해도 허리를 펼 수 없어 아예 구부린 상태로 생활을 할 만큼 심각했다.

　손주를 오래 돌봐주고 싶다면 요령이 필요하다. 아이를 안거나 무거운 것을 드는 일을 가급적 줄이는 것이다. 노화로 척추관이 좁아진 상태에서 무거운 아이를 자주 업으면 허리 신경이 압박을 받을 수 있다. 등 뒤에서 아이가 버둥거리며 움직임이 심할 경우 허리 부담은 더 가중된다. 따라서 가능한 한 아이는 보행기에 앉히고, 외출할 때 유모차를 이용하는 것이 현명하다. 만약 안아줘야 한다면 최대한 몸을 낮춰 아이를 들어서 안고, 30분 이상 아이를 업지 않는다.

디스크 노화, 피할 수 없다면 늦춰라

노인성 디스크는 주로 50, 60대에서, 여성보다는 남성에게서 더 많이 발생한다. 일반적인 허리디스크보다 통증이 심하고, 치료도 더디고 까다롭다. 자연치유도 잘되지 않는다. 오랜 시간에 걸쳐 디스크가 삐져나오기 때문에 통증에 적응할 시간도 많다. 좀처럼 통증을 느끼지 못하더라도 발견하면 이미 중증이다.

증상은 일반 허리디스크와 약간 차이가 있다. 허리보다 다리가 더 아픈 일반 디스크질환과 달리 노인성 디스크는 허리만 뻐근하게 아프다. 앉아 있을 때 통증이 심하고, 앉아 있다가 일어서기가 힘들다. 증상에 따라 허리를 뒤로 젖힐 때보다 앞으로 숙일 때 통증이 심할 수 있고, 걸을 때는 허리 통증이 심하다가도 잠시 앉아서 쉬면 괜찮아지곤 한다. 아침에 자고 일어났을 때 허리가 아프다가 낮에 활동하면 증상이 나아지기도 한다. 디스크가 탈출하면 대개 무거운 물건을 들기 힘들지만 노인성 디스크는 큰 어려움이 없다.

노인성 디스크는 MRI 검사를 해봐야 정확하게 진단할 수 있다. 치료는 변형된 척추를 안정시키고 강화하는 데 역점을 둔다. 수술보다 비수술로 통증을 줄여나가면서 일상생활을 유지하게 돕는 데 초점을 맞추고 있다. 효과적인 비수술 치료로는 척추에 약물을 주입함으로써 통증을 줄이는 경막외유착박리술이나 경막외내시경시술 등이 있다. 국소마취가 가능해 당뇨병이나 고혈압, 고령 환자의 디스크 치료에 효과적이다.

　허리는 함부로 칼 대면 큰일 난다고 해서 그동안 꾹 참고 견뎠다는 70대 박동만 씨는 노인성 허리디스크로 10년 동안 요통을 앓아온 환자다. 수술에 대한 두려움도 컸지만 당뇨병과 나이 때문에 선뜻 수술을 결정하지 못했다. 물리치료와 진통제만으로 견뎌오다가 치료를 더 이상 지체할 수 없게 되자 용기를 냈다. 하지만 비수술 치료인 경막외내시경시술을 받은 후 놀랍게도 허리 통증이 거의 사라졌다. 몰랐던 척추 치료에 대해 새롭게 눈뜨게 된 박 씨는 같은 증상으로 고생하는 아내에게도 시술을 권유해 부부는 즐거운 일상을 되찾게 되었다.

　노인성 디스크는 세월이 지나면서 자연스럽게 생기는 병이다. 최대한 늦추거나 중증으로 가지 않게 단속하는 게 최선이다. 평상시 생활습관을 개선하거나 꾸준한 운동으로 퇴행을 늦추는 것이 현명하다. 가능하면 바닥보다 의자에 앉도록 하고, 바닥에 앉더라도 두꺼운 방석을 깔아 엉덩이를 높게 한다. 자전거나 수영 등의 유산소 운동으로 허리 근육을 강화하는 것도 도움이 된다.

증상이 다양해 다른 병으로 오해하는 경우가 많다, 척추관협착증

허리디스크와 같은 듯 다르다

나이가 들면서 약해진 척추는 여러 가지 조치를 취한다. 일종의 방어기제로서 스스로 인대를 두껍게 만들고 가시뼈를 자라게 하기도 한다. 그런데 이 때문에 신경이 지나가는 길이 좁아져 통증이 뒤따르게 된다. 심해지면 신경 압박으로 이어져 통증과 저림 증상을 불러오는데, 이것이 척추관협착증이다. 척추관협착증은 전형적인 퇴행성 질환으로 어르신

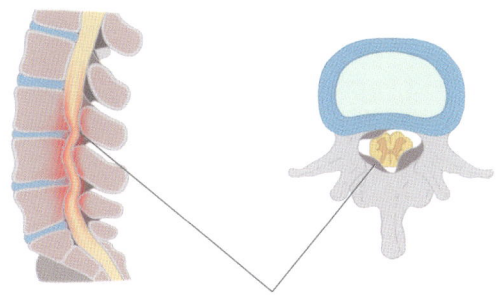

두꺼워진 인대와 뼈가
척추관을 좁혀 신경을 압박한다.

척추관협착증

들에게는 노인성 디스크만큼이나 발병이 잦다.

허리디스크와 척추관협착증은 비슷하면서도 다르다. 척추관협착증은 신경이 지나가는 척추관이 좁아지면서 통증이 생기고, 허리디스크는 튀어나온 디스크가 신경을 눌러 통증이 발생한다. 하지만 허리에서 다리로 내려가는 신경이 눌려 다리가 저리고 보행 장애가 있다는 점에서는 비슷하다.

60대 남성 환자 임대수 씨는 오랫동안 허리와 다리 통증으로 고생해왔다. 약을 먹거나 물리치료로 통증을 견뎌오다가 상태가 심해져 병원을 찾았는데, 척추관협착증으로 진단하니 깜짝 놀라는 눈치였다. 주로 허리가 아파서 막연하게 디스크려니 했는데, 이제서야 자신을 괴롭혔던 통증의 원인을 정확히 알게 되었다며 고마워했다.

두 질환의 허리 통증에는 미묘한 차이가 있다. 허리디스크는 앉거나 서 있을 때 통증이 있지만, 척추관협착증은 걷거나 움직일 때 아프다. 또 허리디스크는 허리를 앞으로 숙일 때 통증이 심해지는 반면, 척추관협착증은 허리를 숙이면 오히려 통증이 덜하다. 좁아진 신경관이 허리를 숙일 때 넓어지고 일어서면 좁아지기 때문이다. 노인들이 구부정한 자세

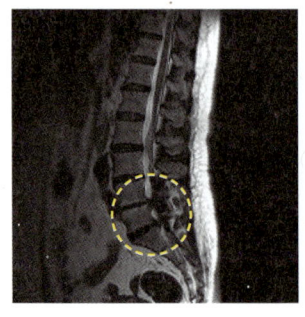 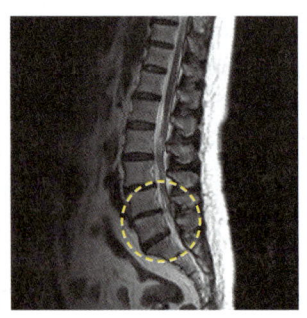

시술 전
요추 4번과 5번, 요추 5번과 천추 1번 사이에 척추관협착증이 보인다.

시술 후
좁아진 척추관을 넓힘으로써 신경 통로가 넓어졌다.

척추관협착증

를 취하거나 걷다가 쭈그리고 앉아 쉬는 것은 이런 이유에서다. 이외에도 다리를 쭉 펴고 누워 아픈 다리를 들어 올릴 때 허리디스크 환자는 다리가 당겨 많이 올리지 못하지만, 척추관협착증 환자는 다리를 올리는 데 큰 문제가 없다.

척추관협착증은 80% 이상이 노화가 원인으로 50, 60대에서 가장 많이 나타난다. 발병되면 보행 장애가 심해져 노년의 삶을 위축시킨다. 나이가 드는 것도 서러운데 아파서 외출도 못 하면 그것만큼 서글픈 게 없다. 그런 의미에서 질병의 고통은 주고 삶의 위안은 앗아가는 야속한 병이다.

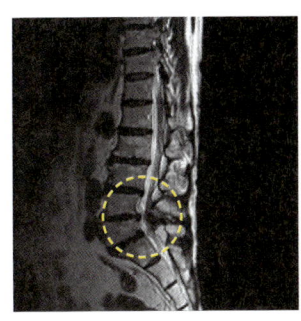 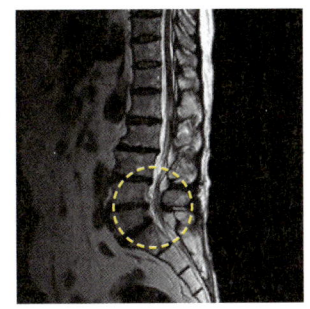

시술 전
요추 4번과 5번에 척추관협착증이 보인다.

시술 후
비수술 치료 후 협착증이 완화되었다.

척추관협착증

관절염인 듯 허리보다 다리가 더 아프다

2012년을 기점으로 우리나라의 척추관협착증 환자는 100만 명을 넘어섰다(2012년 건강보험심사평가원 통계). 여성이 남성보다 1.9배 더 많고, 50세 이상 폐경기의 여성 환자가 전체 여성 환자의 90%를 차지한다(2012년 건강보험공단 통계). 여성은 남성보다 근육량과 활동량이 적은 데다 각종 가사 노동과 임신, 출산, 폐경기 등을 겪으며 척추 퇴행이 빨리 나타나기 때문이다.

주요 증상은 통증과 저림으로, 특히 다리 저림으로 고생을 많이 한다. 잘 걷다가 갑자기 확 주저앉거나, 다리가 저려 걷다 쉬는 경우가 많다. 심하면 10분만 걸어도 전기가 통하는 것처럼 다리가 찌릿찌릿하고 아파온다.

2년 전부터 척추관협착증으로 고생해온 61세 노승대 씨는 다리 통증을 달고 살았다. 시도 때도 없이 다리가 저릴 뿐 아니라 10분도 채 걷기 힘들었다. 나이 탓, 혈액순환 탓으로 여겼지만 다리 통증 때문에 수시로 잠을 깨는 일이 반복되자 내원했다. 50대 중반의 김영미 씨도 심한 다리 통증 때문에 외출은 꿈도 못 꾸는 처지였다. 종아리는 터질 것처럼 부어 있어 집 안에서도 거동이 쉽지 않았다. 검사 결과 척추관협착증이 상당히 진행된 상태였다. 같은 50대 중반의 서순일 씨는 다리 통증과 저림이 너무 심해 "선생님, 혹시 관절염이 아닐까요?"라고 반문할 정도였다. 6개월 전부터 엉치뼈와 다리 등 하반신 통증이 심하게 몰려왔던 서 씨는 30분 이상 걸을 수 없을 만큼 다리 부종이 심했다. 그의 병명도 역시 척추관협착증. 신경이 강하게 눌려 다리 저림이 심했던 것이다. 뇌경색으로 신체의 오른쪽에 마비 증상이 있던 60대 후반 박원준 씨는 그나마 지팡이에 의지하면 보행이 가능했다. 하지만 척추관협착증이 심해지면서 점차 보행이 불가능해졌다.

이처럼 척추관협착증은 다리가 저리거나 종아리가 터질 듯이 아프고, 다리 전체에 마비 증세가 나타나기도 한다. 다리로 가는 신경이 눌려 엉치뼈와 허벅지 쪽으로 통증이 이어지기 때문이다. 저녁이면 통증이 더 심해지고 허벅지와 종아리가 저릿한 증상 때문에 밤잠과도 싸워야 한다.

보행이나 배변 장애, 심하면 하반신 마비까지

척추관협착증은 다른 질환으로 오해해 병을 키우는 경우가 종종 있다. 척추관이 심하게 좁아지면 신경 마비 증세가 오기 때문에 뇌졸중이나 퇴행성 뇌질환으로 착각하거나, 척추 질환과 관련 없는 치료를 받다가 뒤늦게 병명을 알고 병증이 심해진 상태로 찾아오는 경우가 그렇다.

6개월 이상 약물이나 물리치료 등 보존 치료를 받아도 통증이 계속된다면 비수술 치료를 고려해볼 수 있다. 진행 정도에 따라 경막외유착박리술, 경막외내시경시술 등으로 치료할 수 있다. 신경이 손상되어 단 몇 분도 걷기 힘들거나 소변을 볼 때 잔뇨감이 느껴지는 중증 환자는 수술을 생각해야 한다. 미세현미경수술이나 척추유합술 등의 수술 치료를 받으면 효과를 볼 수 있다.

척추관협착증으로 가까운 시장도 제대로 다닐 수 없었던 70대 초반의 송월순 씨. 허리병은 오래 치료해야 한다는 말에 지레 겁을 먹고 치료를 피해왔다. 하지만 큰맘 먹고 경막외내시경시술을 받은 후 30분 만에 걸어서 집으로 돌아갔다. 50대 중반의 오신우 씨도 그간 안 해본 것이 없을 정도로 통증 개선에 전심전력을 다해왔다. 주기적으로 한의원에서 침을 맞기도 하고, 집에서는 온찜질로 부지런을 떨었다. 하지만 날이 갈수록 통증과 저림 증상이 심해지자 결국 비수술 치료로 통증을 극복했다.

최근에는 척추관협착증에 특화된 비수술 치료로 척추협착풍선확장술을 많이 사용한다. 척추 협착 부위에 카테터를 삽입한 뒤 풍선을 부풀려 공간을 확보함으로써 신경 압박을 해소하는 시술이다. 특히 난치성 척추관협착증 치료에 효과가 좋다.

"제일 좋은 건 등산을 다시 할 수 있다는 거예요. 허리가 안 아프니까 마음껏 산에 갈 수 있어 행복해요."

60대 중반 주영옥 씨는 3년 전 척추관협착증을 진단받은 환자로, 여느 환자들보다 유독 협착이 심했다. 이미 몇 차례 시술을 받았음에도 불구하고 허리와 다리 통증이 계속되는 난치성 척추관협착증이었다. 마지막이라는 생각으로 척추협착풍선확장술을 받은 주 씨는 시술 후 통증이 사라졌다. 좋아하던 등산을 다시 할 수 있는 게 가장 좋다는 주 씨는 꾸준히 걷기와 등산을 하며 척추를 튼튼히 하는 데 주력하고 있다.

척추관협착증은 퇴행성 질환인 만큼 조금만 관심 갖고 조

심하면 상당 부분 예방하거나 증상을 늦출 수 있다. 특히 근력운동을 통해 평상시에 허리의 힘을 키우는 것이 중요하다. 비만은 척추 주변의 근육을 약화시켜 퇴행성 변화를 부추길 수 있으므로 반드시 적정 체중을 유지하도록 한다.

기침만 해도
뼈가 부러질 수 있다,
척추압박골절

골다공증 앓는 폐경기 여성에게 많이 나타난다

흔히 '골절'이라고 하면 팔이나 다리 관절 등이 툭 부러지는 것을 상상하겠지만, 척추압박골절은 그렇지 않다. 작은 관절뼈가 쭉 이어진 척추는 빈 우유팩을 발로 밟았을 때처럼 위에서 아래로 주저앉는다. 즉, 척추뼈가 납작하게 내려앉는 것으로 일반적인 골절과 형태가 다르다.

골절 정도에 따라 차이는 있지만 척추압박골절이 진행될

수록 골절 부위에 미세골절이 계속 발생하면서 통증이 지속적으로 심해질 수 있다. 치료하지 않고 방치하면 눌린 뼈가 신경을 압박하면서 마비가 올 수도 있으므로 주의한다.

척추압박골절은 골다공증과 단짝이다. 척추압박골절의 주된 원인이 골다공증이기 때문이다. 골다공증은 골수 안의 칼슘이 빠져나가 뼈에 구멍이 생기는 병으로, 뼈가 약해진 상태를 말한다. 작은 충격에도 잘 부러지고, 가볍게 넘어지거나 재채기만 해도 골절이 따라온다.

척추압박골절은 뼈가 약해지기 시작하는 50대 이상 중장

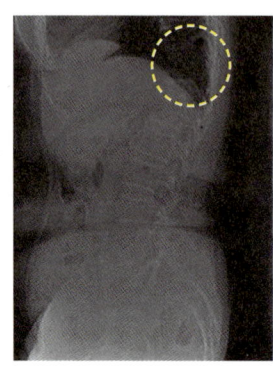
시술 전
흉추 12번에 압박골절이 생겼다.

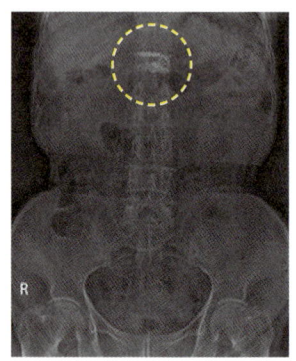
시술 후
척추체성형술 후 압박골절이 치료되었다.

척추압박골절

년층에서 흔하게 나타나며, 특히 폐경기 이후 여성은 더 조심해야 한다.

척추압박골절은 몸의 무게를 지탱하는 등뼈와 허리뼈에 주로 생긴다. 넘어질 때 체중의 부하를 가장 많이 받는 흉추 12번과 요추 1번이 단골 부상 부위다. 목뼈는 머리와 목만 지탱하기 때문에 척추압박골절이 거의 일어나지 않는다.

척추압박골절은 발생 부위에 따라 통증이 다르다. 허리뼈 골절은 요통이 심하지만 등뼈에 압박골절이 일어나면 옆구리가 심하게 아프다. 골절로 인한 뼛조각이 신경을 압박하면서 걸음걸이가 부자연스러워지기도 한다.

'아차!' 하는 순간에 척추가 부러진다

50대 등산 마니아 정성자 씨는 주말이면 가까운 산에 올라 맑은 공기를 마시는 것이 삶의 큰 낙이었다. 그런데 산에 오르던 중 발목을 삐끗하는 바람에 넘어지고 말았다.

"큰 상처도 없고 통증도 심한 편이 아니라서 절뚝거리면서 내려왔죠. 그런데 시간이 지날수록 발목보다 허리가 너무 아프더라고요."

 집으로 돌아와 찜질을 하며 며칠간 통증을 지켜본 결과, 증세는 점점 더 심해졌다. 결국 등과 허리 통증이 너무 심해 병원을 찾았고, 척추가 미세하게 골절되었다는 진단을 받았다.

 척추미세골절은 외부의 충격으로 척추가 내려앉는 척추압박골절의 한 종류다. 미세한 골절이지만 그냥 두면 척추가 점점 내려앉아 척추후만증으로 악화될 수 있다. 단단한 척추는 웬만한 충격에도 쉽게 부러지지 않지만 퇴행이 진행된 척추라면 얘기가 달라진다. 약해진 척추뼈는 작은 충격에도 쉽게 주저앉을 수 있다. 기침과 재채기처럼 순간적으로 복압이 높아지는 사소한 것에도 척추뼈가 주저앉는다.

 척추압박골절의 주된 원인 중 하나는 낙상이다. 운동 신경이 둔해지고 걸음이 느려진 노인들은 자주 넘어진다. 급하게 마을버스에 올라타다가 엉덩방아를 찧거나 밭일을 하다가 넘어져 다치는 일도 비일비재하다. 특히 길이 미끄러운 겨울철은 최악이다. 병원은 빙판길 낙상으로 골절된 환자들로 넘친다.

 70대 초반의 황민수 씨도 지난겨울 골절로 큰 고생을 했다. 볼일이 있어 아침부터 서둘러 길을 나서는 참이었다. 하지만 전날 내린 눈이 거리 곳곳에 빙판길을 만든 것이 화근이었다.

"조심한다고 해도 '아차' 하는 순간에 넘어져버리니까 손쓸 새도 없더라고요."

황 씨는 미처 보지 못한 얼음판에서 꽈당 하고 크게 넘어지고 말았다. 이 일로 황 씨는 허리뼈 골절이 생겨 한동안 바깥출입을 할 수 없었다.

노인의 골절 위험은 생활 도처에 도사리고 있다. 특히 미끄러운 욕실 바닥에서 순간적으로 중심을 잃고 넘어지면서 심하게 엉덩방아를 찧는 경우가 많다. 이 충격은 고스란히 허리와 엉덩이에 전해져 척추압박골절로 이어질 수 있다.

낙상으로 노인들이 가장 타격을 받는 부위는 엉덩이다. 노인은 신체 중심이 뒤로 쏠려 있어 엉덩방아를 찧으면서 넘어지게 되는데, 이때 자기 몸무게의 3배 이상 되는 충격이 엉덩이에 가해진다.

주저앉은 뼈도 주사로 간단히 해결한다

넘어지거나 엉덩방아를 찧었다고 해서 모두 압박골절로 이어지는 것은 아니지만, 한 달 이상 통증이 지속된다면 골절에 문제가 생겼다고 봐야 한다. 간혹 골절 통증을 단순한 요통으로 오해해 치료 시기를 놓치기도 하므로 주의한다. 증상이 심한 골절은 허리가 굽거나 하반신 마비로 이어질 수 있어 빠른 치료가 필요하다. 넘어지거나 무거운 물건을 들었을 때 척추에 지속적인 통증을 느낀다면 열 일 제치고 진단부터 받는 게 좋다.

척추압박골절이 의심될 경우 가장 먼저 해야 할 일은 X-ray 검사와 골다공증 검사다. 이 검사들로 압박골절의 여부와 골밀도를 확인해야 물리치료나 약물치료, 교정치료 등을 먼저 시도해볼 수 있다. 이 같은 보존적 치료를 하면 허리가 앞으로 굽는 기형적 변화나 통증이 갈비뼈나 복부로 확대되는 것을 막을 수 있다.

증상이 심하지 않다면 척추압박골절은 충분한 휴식과 보조기 착용, 물리치료 등으로 상태를 호전시킬 수 있다. 2주간 보존적 치료를 한 뒤에도 통증이 계속되면 환자 나이와 질환의 정도를 고려해 수술 치료를 생각해볼 수 있다. 부러져 주저앉은 상태라도 척추체성형술로 복원이 가능하다. 척추압박골절이 생긴 뼈에 가느다란 주사기로 뼈시멘트를 주입한 후 단단하게 굳히는 방법으로 척추체 자체를 튼튼하게 보강하여 효과적으로 통증을 완화시키고 추가적인 척추 손상을 막을 수 있다.

치료가 잘 되었더라도 골밀도를 잘 유지해야 하는 숙제가 남는다. 이게 해결되지 않으면 언제든 척추압박골절이 재발할 수 있다. 골절 경험이 있는 사람은 그렇지 않은 사람에 비해 다른 부위의 골절이 추가적으로 발생할 확률이 최대 5배나 높다. 그러므로 규칙적인 운동으로 몸의 유연성과 근력을 보강하는 것이 현명하다. 욕실에 미끄러짐 방지용 매트를 깔거나 변기와 욕조 옆에 지지할 수 있는 손잡이를 설치해 낙상을 방지하는 것도 방법이다.

중년 여성을 위협하며
소리 없이 찾아온다,
골다공증

골다공증으로 물러지는 노인의 뼈

골다공증은 골수 안의 칼슘 성분이 빠져나가 뼈에 구멍이 많아지는 상태를 말한다. 나이가 들면 기력과 근력만 떨어지는 게 아니라 뼛속 골밀도 수치도 급격히 떨어진다. 골밀도가 떨어지면 뼈가 덜 단단해지기 때문에 가벼운 충격에도 쉽게 부러진다. 골다공증은 척추 퇴행이 시작되는 노인과 폐경기 여성에게 흔한 질환이다.

골다공증은 남성보다 여성 환자가 월등히 많다. 특히 50대 이상인 여성 환자는 2013년 기준으로 전체 진료 인원의 89.2%나 차지한다. 여성은 45~55세에 접어들면 자연스럽게 폐경기가 찾아오는데, 폐경기에 이르면 에스트로겐이 급격히 감소하면서 대사 작용이 떨어져 뼈 손실이 빨라진다. 즉, 골밀도가 떨어져 골다공증이 생길 확률이 높다.

골다공증이 있는 노인의 뼈는 상상 이상으로 허약하다. 골다공증이 심했던 80세 할머니에게 척추체성형술을 시행할 때였다. 얇은 샤프심 굵기의 관을 뼈에 박아 골시멘트를 넣는 수술 과정에서 젊은 사람은 의료용 망치로 두드려도 미세한 관을 넣기 힘들 때가 많다. 그러나 이 80세 할머니는 뼈가 물러서 손의 힘만으로 꾹 눌러도 미세관이 들어갈 정도였다. 골밀도가 떨어졌을 때 나타나는 최악의 뼈 상태였던 것이다.

골다공증은 뚜렷한 증상이나 통증이 없다. 골량이 감소하거나 뼈의 질적인 변화가 생기는 것이기 때문에 골절이 생기기 전까지는 알 수가 없다. 소리 소문 없이 조용히 찾아오는 불청객과 같다.

골다공증이 걱정스러운 것은 앞에서도 언급했듯 척추가 부러지는 척추압박골절로 이어질 수 있기 때문이다. 척추골절은 전체 골다공증성 골절의 약 30~35%를 차지할 정도로 비중이 높다.

최근에는 손주를 돌보는 시니어맘들에게 척추압박골절이 많이 나타난다. 손주를 번쩍 들어서 안을 때나 유모차에 있던 아기를 안아서 내릴 때, 업은 아이를 바닥에 내려놓을 때 골절이 일어나기도 한다. 아장아장 걷는 아이들은 중심을 못 잡아 넘어지지만 시니어맘과 시니어대디는 뼈가 약해져 잘 넘어진다.

60대 중반 최순자 씨도 얼마 전 손주를 돌보다 크게 넘어지는 일이 있었다. 이제 막 걸음마를 뗀 손주가 최 씨의 손을 뿌리치고 도망치듯 걸어가기 시작했다. 마침 앞에서 달려오던 자전거를 발견한 최 씨는 급히 손주를 잡다가 엉덩방아를 찧으면서 넘어지고 말았다. 결국 척추미세골절로 한동안 치료를 받아야 했다.

햇빛을 쬐면 뼈가 튼튼해진다

골다공증이 생기면 지속적인 약물치료가 필요하다. 여성과 노년층은 정기적인 골밀도 검사를 받아 뼈의 건강 상태를 지속적으로 체크하는 게 좋다. 골밀도는 20, 30대에 최고조에 달하며 매년 약 0.5%씩 감소한다. 젊을 때 골밀도를 최대치로 만들어두지 않으면 골다공증이 더 빨리 찾아올 수 있다.

비타민 D는 골절과 뼈 손실을 막아주므로 체내 함량을 적정 수준으로 유지할 필요가 있다. 골 생성이 가장 활발한 20대일수록 칼슘과 비타민 D를 충분히 섭취하고 일주일에 3회 이상 운동을 해서 골밀도를 강화해야 한다. 손쉬운 방법으로는 하루 30분 걷기가 있다. 걷기만 해도 뼈에 적절한 자극을 주어 골밀도를 높일 수 있다.

골다공증성 척추압박골절 환자의 약 65%는 비타민 D의 부족이 원인이다. 따라서 의식적으로 칼슘과 비타민 D가 함유된 음식을 꾸준히 섭취하도록 한다. 중년 여성에게는 칼슘 함량이 높은 유제품이나 생선, 비타민 D가 함유되어 있는 달걀노른자 등이 좋다.

하루 중 햇볕 쬐는 시간을 늘리면 공짜로 양질의 비타민 D를 얻을 수 있다. 이것이야말로 돈 안 드는 골다공증 예방법이다. 영양 불균형을 일으키는 지나친 다이어트는 골밀도를 떨어뜨릴 수 있으니 주의한다.

우울증에 빠뜨리는
슬픈 꼬부랑할머니병,
척추후만증

고령 여성에게 주로 생긴다

척추후만증은 나이 들어 척추가 앞쪽으로 굽으면서 정상적인 만곡을 잃은 상태를 말한다. 일명 '꼬부랑할머니병'으로 불리기도 한다. 주로 노화로 인한 퇴행성, 바르지 못한 자세, 척추 결핵, 강직성 척추염 등이 원인으로 꼽히는데, 한 가지보다는 복합적인 원인으로 발생하는 경우가 많다. 퇴행성 질환이기는 하지만 활동이 왕성한 40~60대에 허리가 굽기도 한다.

정상적인 척추는 측면에서 보면 목부터 허리까지 S자로 휘어 있지만, 척추후만증은 정상인보다 뒤쪽으로 더 휘어져 있다. 척추가 뒤로 휘어지다 보니 몸의 균형을 맞추기 위해 상체가 앞으로 굽어지면서 걷기가 힘들어진다.

척추후만증의 두 가지 키워드는 고령과 여성이다. 대부분의 환자가 고령의 여성인 독특한 질병이다. 발병 비율이 약 7 대 1 정도로 여성이 남성보다 많다. 허리를 구부린 상태로 장

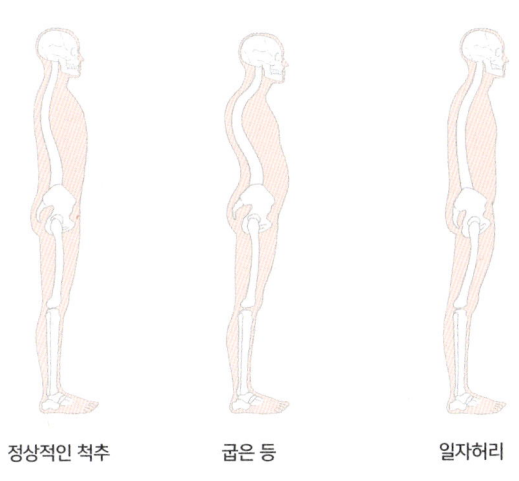

정상적인 척추　　　굽은 등　　　일자허리

척추 변형의 모습

시간 일을 해야 하는 농촌 지역의 노인이나 등을 구부린 자세로 오랫동안 가사를 하는 중년의 주부에게 흔하게 나타난다.

척추후만증이 심해지면 변형된 척추가 신경을 누르면서 신경 장애가 나타나고, 방치하면 각종 척추질환의 원인이 되므로 빠른 치료가 필요하다.

자신감 상실과 우울증에 빠뜨리는 척추후만증

척추후만증도 간단히 알아보는 방법이 있다. 바닥이나 벽에 몸을 붙인 뒤 허리 부분에 손을 넣었을 때 손이 잘 들어가지 않으면 척추후만증이다. 척추전만증을 알아보는 방법과 정반대로 하면 된다.

주요 증상은 만성요통이며, 허리를 뒤로 젖히기 힘들다. 길을 걷다가 허리 통증을 완화하기 위해 허리에 뒷짐을 진 채 골반을 앞으로 내미는 특징적인 자세를 취하기도 한다. 허리가 앞으로 굽어 있기 때문에 화분이나 냄비 등 무거운 물건을 몸 앞쪽에서 잘 들지 못한다. 꼬부랑 할머니가 손으로 물건을 들고 갈 때 주로 뒷짐을 진 채로 들고 가는 것은 그런 이유다. 증상이 심해질수록 걷지 못하거나 다리가 마비될 수 있다. 평지는 그나마 낫지만 언덕이나 계단, 산을 오르기에는 어려움이 있다. 특히 오르막이나 내리막에서는 넘어져 다치기 쉽다.

안타깝게도 척추후만증은 우울증과 같은 마음의 장애가 동반된다. 요즘 70, 80대 노인들은 외모 관리에도 각별히 신경을 쓴다. 허리가 굽는 외형적 변화는 노인에게 삶의 자신감과 자존감을 크게 떨어뜨릴 수 있다. 인간관계에도 영향을 주어서 대인관계가 크게 위축되기도 한다. 외모에 대한 실망과 걱정이 우울증으로 이어져 삶의 질을 현저히 떨어뜨린다. 척추후만증은 그에 수반되는 마음의 병을 각별히 유의해야 한다.

쪼그려 앉는 습관을 버려라

척추후만증 초기라면 근력 운동이나 자세 교정을 통한 보존적 치료로 증상이 호전될 수 있다. 하지만 대부분의 환자가 고령이라는 점을 감안할 때 보존적 치료로만 좋은 효과를 기대하긴 어렵다. 이런 경우에는 경막외유착박리술과 같은 비수술 치료를 추천할 만하다. 수술 없이 허리 통증을 치료하는 대표적인 비수술 치료법이다.

증상이 심해 일상생활조차 힘들다면 수술 치료를 생각해야 한다. 다만, 나이가 많거나 특정 질환을 앓고 있다면 신중할 필요가 있다. 수술 치료로는 뒤쪽으로 휜 허리뼈를 교정해 척추의 균형을 바로잡는 척추변형교정술이 있다.

노인성 척추후만증은 예방이 가장 중요하다. 평소 걷기나 수영 같은 운동으로 척추의 힘을 키우고 골다공증 예방을 게을리하지 않도록 한다. 특히 쪼그리고 앉아서 일하는 습관은 반드시 버려야 한다. '양반 다리'라고 불리는 자세도 척추후만증 증세가 있다면 하지 않는 게 좋다. 쪼그려 앉거나 양반 다리를 할 경우 무릎이 구부러지면서 관절의 압력이 체중의 최대 5배까지 상승한다. 이후에는 점점 허리 근력을 떨어뜨려 결국은 허리를 앞으로 굽게 만든다. 쪼그리고 앉아 일을 해야 한다면 15~20분마다 일어서서 허리를 뒤로 젖히는 스트레칭을 꼭 하도록 한다. 그래야 허리를 받치는 근육에 혈액 공급이 정상적으로 이루어져 튼튼한 허리를 만들 수 있다.

척추뼈에 이상이 생기면 찾아온다,
척추분리증·척추전방전위증

이름은 낯설어도 많이 걸리는 척추분리증

척추분리증은 척추뼈 사이의 연결고리가 끊어져 척추 마디가 분리되는 질환으로, 요추 5번에서 많이 발생한다. 척추는 배 쪽의 몸통뼈와 등 쪽의 척추 뒤뼈로 구성되어 염주처럼 이어져 있는데, 이를 단단하게 이어주는 연결고리 뼈에 금이 가거나 끊어져 척추가 불안정해지면서 통증을 유발하게 된다.

생소한 병명과는 달리 국민의 5% 이상이 가지고 있는 척추질환이다. 통증 때문에 허리디스크나 요추염좌로 오해하는 경우가 많다. 실내스포츠를 즐기는 30대 후반 송민재 씨도 마찬가지였다. 최근 그는 실내체육관에서 농구 게임을 하다가 공중에서 상대편 선수와 부딪혀 바닥에 그대로 떨어지는 일을 겪었다. 이후 허리 통증이 계속되어 병원을 찾았는데, 진단 결과 그의 병명은 척추분리증이었다. 처음 듣는 낯선 병명을 몇 번이나 되묻던 송 씨는 척추분리증 환자들이 의외로 많다는 걸 알고 또 한 번 놀랐다.

척추분리증의 원인은 선천적으로 척추가 불완전한 경우를 제외하면 후천적 요인이 크다. 송 씨와 같이 과격한 운동을 하거나 교통사고로 인한 외상 등이 있을 때 발생하는 경우가 많으며, 오랫동안 허리를 과도하게 사용하는 경우에도 생긴다. 군인들이 그런 경우다. 삽질이나 운반 작업, 행군 등 무리하게 척추를 사용하다가 척추관절이 앞으로 밀리면서 통증이 생기는데, 이중 상당수가 척추분리증 진단을 받는다. 이밖에도 반복적으로 허리에 충격을 받거나 격렬한 운동을 하는 운동선수들에게 생기는 고질병 중의 하나가 척추분리증이다.

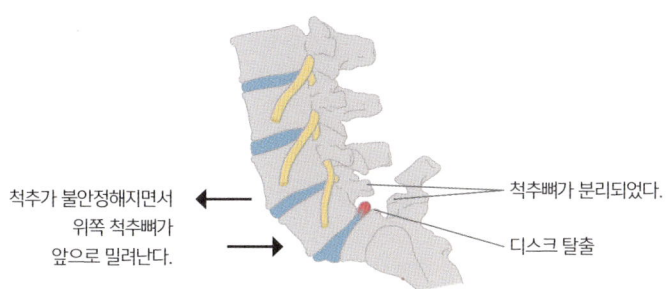

척추전방전위증

　척추분리증은 평소에는 큰 증상을 보이지 않다가 허리를 뒤로 젖힐 때 통증이 나타난다. 허리부터 엉덩이까지 통증이 생겨 오랜 시간 걷는 것이 힘들어지기도 한다. 그렇다고 특별히 병증이 두드러지게 나타나는 것도 아니다. 환자마다 나타나는 사람도 있고 나타나지 않는 사람도 있다. 스스로 척추분리증인지도 모르고 살아가는 경우도 꽤 된다.

척추분리증과 함께 오는 척추전방전위증

척추전방전위증은 디스크질환이나 척추관협착증만큼 노인들에게 흔한 질환이다. 척추분리증 뒤에 오는 경우가 많아 두 질환을 구분 없이 함께 설명하기도 한다. 퇴행성 척추전방전위증은 환자 10명 중 6명꼴로 50~70대 여성에게 발생한다. 척추뼈를 든든하게 받치는 근육량이 남성보다 적은 데다 폐경기를 거치며 여성 호르몬이 변하기 때문이다.

척추전방전위증은 위쪽 척추뼈가 미끄러지면서 아래쪽 척추뼈보다 앞으로 튀어나오는 상태를 말한다. 퇴행성 변화 때

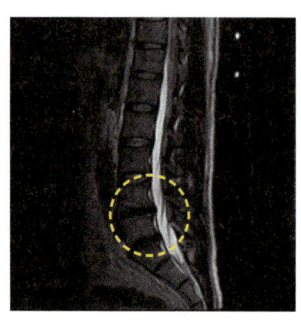

시술 전
요추 4번과 5번 마디에 척추전방전위증과 척추분리증이 있다.

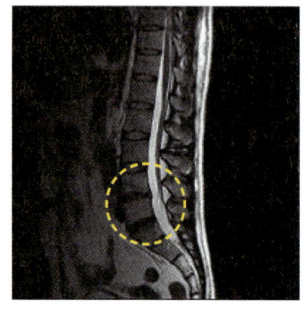

시술 후
신경 통로도 넓어지고 척추뼈의 배열도 좋아졌다.

척추분리증과 척추전방전위증이 함께 발생한 모습

문에 생기는 척추 연결 부위의 손상이 주원인이다. 특히 척추를 바르게 유지할 수 있을 만큼 근력이 충분하지 못하면 척추뼈가 서로 어긋나 밀려나게 된다.

주요 증상은 허리 통증과 다리 저림이다. 앉았다 일어날 때, 허리를 뒤로 젖힐 때 통증이 나타난다. 처음에는 가벼운 허리 통증만 있어 대수롭지 않게 여기기 쉽지만, 방치하다가 뒤늦게 병원을 찾으면 치료가 어려울 수 있다. 증상이 악화되면 골반과 다리 저림이 심해져 보행이 어렵고 점점 심한 신경 통증이 이어지기도 한다. 이때의 증상은 척추관협착증과 비슷하다. 잠자는 도중 돌아눕다가 통증이 심해 잠에서 깨는 일이 잦아지면 치료를 서둘러야 한다.

통증이 심하지 않다면 도수치료로 고칠 수 있다

60대 초반 주부 손미숙 씨는 젊었을 때부터 습관적으로 허리 통증을 겪었다. 오래 걸으면 다리가 저리고 당기는 증상도 있었다. X-ray와 MRI로 검사한 결과 척추분리증과 척추전방전위증이 동시에 생긴 것으로 보였다.

"일을 많이 했거나 오래 걸어서 통증이 있나 했어요. 척추뼈가 분리되고 어긋났다는 생각은 한 번도 해본 적 없는데…. 선생님, 저도 나을 수 있나요?"

손 씨는 낯선 질환에 적잖게 당황한 듯했다. 다행히 어긋난 뼈가 신경을 압박해 통증이 심한 상태였지만 경막외유착박리술로 통증을 개선할 수 있었다.

손 씨와 같이 척추분리증이 척추전방전위증으로 발전한 상태라고 해도 비수술 치료가 가능하다. 척추뼈를 지지하는 인대와 힘줄을 강화하는 프롤로테라피나 DNA프롤로치료, 경막외유착박리술, 고주파수핵감압술 등이 치료에 효과적이다. 여기에 척추 주변의 근육을 강화하는 운동을 병행하면 분리된 척추뼈를 단단하게 붙잡아 통증을 줄이고 척추뼈도 더 이상 밀려나지 않게 할 수 있다.

척추분리증이 척추전방전위증으로 이어져 척추가 크게 불안정한 상태라면 수술적 치료가 필요하다. 엉덩이나 다리로 가는 가지신경이 눌려 걷기 어려울 만큼 통증이 심하거나 마비가 왔을 때는 신경을 누르는 구조물을 제거하고 척추뼈가 흔들리지 않게 단단하게 잡아주어야 한다. 이때는 마취 후 피부를 작게 절개한 뒤 밀려난 척추를 고정시키는 척추고정술을 시행하는데 만성요통을 겪는 환자에게 매우 효과적이다.

척추분리증과 척추전방전위증은 X-ray 촬영으로 간단하게 알아볼 수 있다. 척추전방전위증은 주로 요추 4번과 5번 사이, 요추 5번과 천추 1번 사이에서 많이 생긴다. 간혹 척추분리증이 있어도 통증이 없는 경우가 더러 있다. 통증이 심하지 않고 일상생활에 불편을 못 느낀다면 굳이 수술을 고려할 필요 없다. 상태가 심각하지 않다면 도수치료나 운동치료가 도움이 된다. 특히 손을 이용한 도수치료는 척추와 관절의 위치를 바르게 잡아주면서 허리 통증을 완화시키는 효과적인 방법이다.

척추분리증과 척추전방전위증을 예방하는 최선책은 허리 근육 강화다. 과격한 운동은 피하고 무리하지 않는 선에서 척추 주변의 근육을 강화하는 근력운동을 지속적으로 하면, 증상 악화도 막고 예방도 할 수 있다.

치료가 까다로워
더 고통스럽다,
만성질환자의 척추질환

환자를 괴롭히는 이중고

만성질환을 가진 척추질환자들의 가장 큰 고민은 치료가 까다롭다는 것이다. 허리병 환자가 고혈압, 당뇨병, 심장병, 심혈관질환, 폐질환 등 만성질환을 앓고 있다면 대부분 수술만이 해답이다. 그러나 혈압이 높고 혈당 조절이 어렵고 심장 기능이 떨어져 있다면 수술마저도 여의치 않다. 쇼크, 심장마비, 폐렴 등 응급 상황이 발생할 수 있기 때문이다. 수술 후 합병증 위험이 높은 것은 말할 것도 없다. 이처럼 적극적인 치료를 받고 싶어도 받을 수 없는 게 만성질환자들의 큰 애로사항이다. 결국 만성질환은 만성질환대로, 척추질환은 척추질환대로 환자를 괴롭힌다.

노화가 주요 원인인 퇴행성 척추질환자들은 대부분 노년층으로, 이들 중 상당수는 물리치료나 약물치료 등 보존 치료만 받으며 통증을 견디는 경우가 많다. 수술을 받고 싶어도 위험 부담이 크거나 수술에 대한 두려움이 커서 선뜻 치료를 결정하지 못하기 때문이다.

60대 후반 정만호 씨는 만성질환과 척추질환을 동시에 갖고 있던 환자다. 몸이 편치 않으니 만사가 다 귀찮고 짜증스럽기만 했던 정 씨는, 성격도 점점 까칠하게 변해 가족들이 조금씩 힘들어하고 있었다. 처음 내원할 당시 그는 척추관 협착증과 전형적인 고혈압 증상을 보였다. 문제는 혈압 조절이 잘 되지 않았지만 수술이 필요한 상태였다는 점. 수술을 하고 싶어도 고혈압이 발목을 잡아 이렇다 할 치료를 하지 못한 채 통증과 혈압으로 고통스러운 나날을 보낼 수밖에 없었다.

"비수술로 허리병 고쳤더니 혈압까지 낮아졌어요"

만성질환자들은 수술을 할 것인지, 비수술 치료를 받을 것인지 그 치료법을 선택하는 게 먼저다. 물론 이를 결정하기 위해서는 정확한 진단이 필요하다.

예외적인 경우를 제외하면 만성질환자도 비수술 치료로 효과를 볼 수 있다. 전신마취를 할 필요 없이 국소마취로 진행된다는 점이 일단 부담스럽지 않다. 또한 절개할 필요가 없으니 흉터도 없고 시술 시간도 짧아 회복이 빠르다. 특이한 점은, 허리병을 치료하면 만성질환까지 함께 개선되는 경우가 종종 있다는 것이다.

"얼마 전에 아이들하고 해외여행을 다녀왔어요. 예전에는 허리 아파서 비행기는 꿈도 못 꿨죠. 그런데 허리병을 고치니까 혈압까지 내려가서 이제는 비행기를 탈 수 있게 되었어요. 앞으로 여행 많이 다니려고 더 열심히 운동하고 있어요."

고혈압과 척추관협착증을 동시에 앓던 남상식 씨가 얼마 전 정기검진 때 한 말이다. 꼬박꼬박 정기검진을 받고 있는 그는 경막외내시경시술로 만성통증이 사라진 환자다. 더 놀라운 것은 시술 전에는 좀처럼 조절되지 않던 혈압이 지금은

조절되고 있다는 점이다.

간혹 남 씨처럼 고혈압 환자들 중에는 척추관협착증 시술 후 혈압이 조절되는 경우가 있다. 척추 치료 후 몸이 점차 균형을 찾아가면서 자연스럽게 혈압도 정상을 찾아가는 것으로 볼 수 있다. 고령에 만성질환, 그리고 허리병까지 3단 장애를 극복한 남 씨는 요즘 더할 나위 없이 즐거운 인생을 살고 있다.

수술을 받기 전에 알아둬야 할 점

모든 만성질환자에게 비수술 치료의 길이 열려 있는 것은 아니다. 수술이 꼭 필요한 경우도 있다. 진통제를 복용해도 통증이 지속되거나 자주 재발하는 경우, 발 부위의 마비 증상 등 신경에 이상 소견이 있는 경우에는 수술 치료를 고려해야 한다. 대소변 장애나 성 기능 장애가 발생하면 위급한 상황이므로 이때는 응급수술이 필요하다.

그런데 많은 환자들의 경우 전신마취에 대한 걱정과 두려움이 있다. 일단 환자의 나이가 많으면 전신마취나 피부 절개를 감당하기 어려운 게 사실이다. 또 어렵사리 수술을 했다고 해도 회복 속도가 더디거나 합병증이 발생할 가능성이 높다. 이처럼 만성질환자들에게 허리병 치료는 참 풀기 힘든 난제다. 병을 방치할 수도 없고, 고쳐보려고 해도 위험 부담을 피할 수 없으니 진퇴양난이다.

당뇨병 환자는 척추 수술의 위험 부담이 매우 높다. 당뇨병은 병 자체보다 합병증이 더 무섭기 때문이다. 수술 후에도 상처가 잘 낫지 않고 상처 감염 위험이 높다. 혈당 조절에 실패할 경우 저혈당이나 당뇨병성 케톤산증 등이 발생할 수도 있으므로 수술 전 혈당 조절은 필수다.

고혈압 환자도 수술 당일까지 혈압약을 복용해야 한다. 고혈압 상태에서 수술하면 출혈량이 많아지고 뇌출혈이나 심장에 이상이 올 수 있다. 하지만 혈압약에 들어 있는 아스피린 계열의 약물은 지혈을 막기 때문에 큰 수술을 앞두고 있다면 최소 일주일 이상 약물을 끊어야 한다.

간 기능이 나쁜 환자도 일단 약물로 기능을 호전시킨 후 수술해야 한다. 알코올성 지방간과 B형, C형 간염 등 간질환이 있다면 수술에 앞서 꼼꼼한 간 기능 검사가 필수다. 수술에 사용하는 약은 간에서 대사되는 경우가 많아 간 상태가 좋지 않다면 수술 후 간 부전에 빠질 위험이 있다.

폐결핵 같은 폐질환을 앓고 있거나 고령으로 폐기능이 떨어진 환자도 수술을 미뤄야 한다. 수술 도중 산소의 농도를 유지할 수 없어 폐렴의 위험성이 높다. 폐 기능이 떨어질 가능성이 보인다면 먼저 폐의 상태를 알아보는 검사를 해야 한다. 폐기능이 수술받을 만한 상황이 될 때 수술하는 게 바람직하다.

나이 들어 몸이 아프면 인생도 시시해진다. 방 안에 자리 보전하고 있는 것이 신날 리 없다. 그러고 보면 노년의 행복은 아주 소박한 것에서 출발한다. 잘 걷고 아프지만 않다면 인생을 축제처럼 즐길 수 있다. 척추 건강만 잘 지켜도 인생은 행복해질 수 있다.

척추질환을
고친 사람들이
선택한
통쾌한 치료법

PART 4

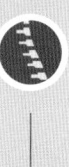

비수술 치료를 받은 척추질환자는 10명 중 9명이 치료 후 만족감을 얻는다. 그동안 우리는 수술의 다양한 위험성과 후유증은 보완하고 치료 효과는 더욱 높이기 위해 다양한 비수술 치료법을 실시했고, 그 결과를 직접 증명해왔다. 의사로서 보람이자 성과가 아닐 수 없다.

여전히 척추 수술을 권하지 않는 이유

수술하지 않고 치료할 수 있다

"디스크를 수술하지 않고 치료할 수 있다니 세상 참 좋아졌소!"

오랫동안 허리디스크를 앓아왔던 60대 초반의 이만수 씨는 진료실 문을 나서면서 연신 감탄을 금치 못했다. 고질병처럼 여겼던 허리디스크가 고주파수핵감압술을 시행한 지 30분 만에 멀쩡해졌으니 그럴 만하다. 그에게 비수술 치료는 새로운 삶을 선물해준 은인과 같다. 오랜 통증으로 낙천적인 성격마저 잃어버렸다는 경북 봉화의 70대 환자 김철훈 씨도 비수술 치료 덕분에 예전의 명랑한 성격을 되찾았다. 이처럼 비수술 치료는 한 사람의 인생을 바꿀 만큼 드라마틱한 효과를 낸다.

비수술 치료는 '통증이 없는 상태'에 주목한다. 정상 조직을 최대한 보존하면서 통증을 만드는 요인을 제거해 환자가 문제없이 일상생활을 유지하도록 돕는 데 중점을 둔다. 척추 질환자에게 평범한 일상으로 되돌아가는 것만큼 큰 축복은 없기 때문이다.

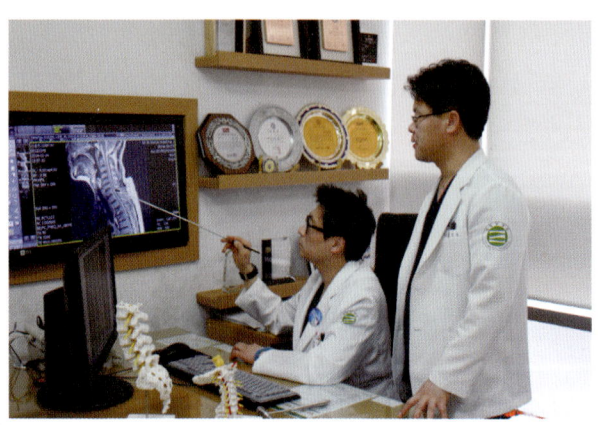

안전하고 효과적인 비수술 치료법을 논의 중인 신명주 원장(우)과 김순권 원장(좌).

척추질환 치료에 대한 고정관점은 의외로 뿌리 깊다. 특히 노인성 척추질환은 치료를 해봤자 본전이고, 아니면 악화될 뿐이라는 생각이 지배적이다. 어르신들마저도 허리에 통증이 생기면 나이 든 탓이려니 생각하고 넘기기 일쑤다. 자식들에게 부담 주기 싫어서 만성화된 통증을 애써 참는 경우도 많고, 이미 늙어 고장 난 몸인데 좋아져봐야 얼마나 좋아지겠느냐는 체념도 흔하다. 하지만 치료를 받고 통증이 사라지면 그 생각은 180도 달라진다. 우리 몸은 아프지 않을 권리가 있음을 새삼 깨닫기 때문이다.

치료 후 통증이 없어진 환자들은 하나같이 새 인생이 시작된 것 같다며 아이처럼 좋아한다. 나이가 많을수록 만족도는 더 높다. 어렵게 되찾은 허리 건강을 잃지 않으려고 건강관리에 힘쓰다 보니 몸은 더 좋아진다. 통증으로 찡그렸던 얼굴이 펴지고 마음도 긍정적으로 변해 하루하루가 즐겁다. 환자의 몸이 스스로 건강하도록 돕고 활기찬 삶을 유지할 수 있게 해주는 일. 앞으로 척추질환 치료를 통해 이뤄나가야 할 신경외과 의사의 과제일 것이다.

일상의 복귀가 빠른 통쾌한 비수술 치료

비수술 치료는 보존적 치료와 수술적 치료의 중간 단계라고 보면 된다. 수술 치료가 통증을 유발하는 요인을 몸에서 제거하는 것이라면, 비수술 치료는 병변을 치료해 통증을 개선한다. 척추의 정상 조직에 손상을 주지 않고 병변만 치료하기 때문에 수술의 위험성이나 후유증을 걱정할 필요가 없다.

   비수술 치료만으로 통증이 사라져 정상적인 생활을 하는 환자들은 셀 수 없이 많다. 그중에는 시술을 불신했던 환자도 적지 않다. 50대 후반 안상호 씨는 수술은 물론 시술도 믿을 수 없다며 치료를 거부했던 환자다. 하지만 몸은 허리도 제대로 펴지 못할 만큼 심각한 중증의 허리디스크가 발생한 상태였다. 통증을 감당하기 힘들었는지 다시 병원을 찾은 그는 "정말로 시술만 해도 통증이 사라지는 거요? 그렇다면 한 번 해봅시다!"라며 마지막 희망의 끈을 잡았다. 비수술 치료 중 하나인 고주파수핵감압술로 터져 나온 디스크를 제거하는 치료를 받은 안 씨는 그제야 통증이 사라진 것을 몸소 체감할 수 있었다. 비수술 치료에 대한 편견과 무지가 얼마나 부질없이 환자의 몸을 혹사시킬 수 있는지 보여준 사례였다.

많은 환자들이 탁월한 치료 효과와 간단한 시술 방법 때문에 비수술 치료를 선택한다. 치료 과정이 신속하다는 것은 비수술 치료의 최대 강점이다. 치료에 소요되는 시간은 길어야 30분 내외다. 치료 후에도 따로 입원할 필요 없이 2~3시간 정도 안정을 취하면 퇴원할 수 있다. 시간적 여유가 없어 치료를 미루는 직장인들에게 희소식이 아닐 수 없다.

비수술 치료는 병원 방문을 주저하는 환자들의 치료 시기도 앞당긴다. 수술이라는 부담감 때문에 치료를 미루는 환자들이 의외로 많다. 이들은 대부분 간단한 시술만으로도 완치가 가능하다는 정보를 얻은 뒤에야 병원을 찾는다. 수술 후 일상생활로 복귀하는 데 긴 시간이 필요한 것을 이유로 병원을 찾지 않는 생계형 환자들에게도 비수술 치료는 반가운 소식이다.

비수술 치료를 받은 척추질환자는 10명 중 9명이 치료 후 만족감을 얻는다. 그동안 우리는 수술의 다양한 위험성과 후유증은 보완하고 치료 효과는 더욱 높이기 위해 다양한 비수술 치료법을 실시했고, 그 결과를 직접 증명해왔다. 의사로서 보람이자 성과가 아닐 수 없다.

증상에 따른 맞춤 치료로 효과를 높인다

고등학생 성윤희 양은 유난히 공부 욕심이 많았다. 책상 앞에 앉아 하루 10시간 이상 굳은 자세로 공부하다 보니 목과 어깨, 등에 통증과 저림이 끊이지 않았다. 학교를 결석할 만큼 통증이 심해지자 치료를 결심하게 되었다. 진단 결과는 급성 목디스크. 학업 때문에 따로 시간을 낼 수 없었던 성 양은 고주파수핵감압술로 15분 만에 통증을 해결했다.

그런가 하면, 70대 초반의 김이수 씨는 10년 넘게 허리디스크를 앓아온 만성 허리 통증 환자다. 걷기와 잠자기도 어려울 만큼 통증이 심했지만 평소 고혈압약을 복용하고 있어 선뜻 수술할 마음을 내지 못했다. 하지만 김 씨도 경막외내시경시술로 통증을 개선한 뒤 만족스러운 일상을 보내고 있다. 그는 "전신마취도 안 하고 아픈 데만 찾아서 치료해주니까 안심이 되더라고요. 옛날처럼 아프지 않아서 참 좋습니다"라며 만족감을 보였다.

모든 병에는 치료의 원칙이 있다. 빨리 치료할수록 효과도 빠르고 돈도 적게 든다. 디스크질환은 디스크가 파열되지 않으면 비수술 치료가 가능하고, 척추관협착증은 신경이 손상되기 전이라면 희망이 있다.

　최근의 비수술 치료는 첨단 장비를 통해 절개나 전신마취 없이 치료 효과를 극대화한다. 좁아진 척추관을 레이저로 넓히는 경막외내시경시술, 유착된 신경을 치료하는 경막외강유착박리술, 여기에 척추협착풍선확장술까지 더해져 선택의 폭도 넓어졌다.

　비수술 치료는 나이와 상관없이 질환과 병증에 따라 환자별 맞춤 시술이 가능하다. 수술과 달리 중복적으로 시행하는 데도 무리가 없다. 물론 시술 후 극소수에서 감염 증상이 나타나거나 통증이 재발할 수 있으나, 처음 통증을 느꼈을 때 증상에 맞는 적절한 치료를 잘 받는다면 누구나 비수술 치료로 척추를 건강하게 지킬 수 있다.

초기 디스크 치료에 효과적이다,
경막외유착박리술

초·중기 허리디스크 치료에 효과적

경막외유착박리술은 '신경성형술'이라고도 불리는 대표적인 비수술 치료다. '경막'이란 척추관 내 중추신경의 막을 뜻하고, '경막외신경'이란 척추관 내의 중추신경에서 빠져나오는 신경가지들을 의미한다. 신경가지들이 여러 원인으로 일으키는 유착과 염증을 제거하고 통증을 해결하는 시술이 바로 경막외유착박리술이다.

이 시술은 상처 난 부위를 소독하고 연고를 바르면 아픈 게 사라지고 상처가 아무는 것과 같은 원리로, 주사요법의 발전된 형태라고 할 수 있다. 초·중기 디스크질환을 치료하는 데 효과적이며, 중증일 경우에는 효과가 미비해 만족감이 다소 떨어질 수 있다.

시술 방법은 방사선 영상장치를 보면서 디스크가 튀어나오거나 척추가 달라붙어 통증을 유발하는 부위를 찾아낸 다음 지름 2mm 정도의 얇은 미세관을 꼬리뼈를 통해 넣는다(목디스크는 경추 7번과 흉추 1번 사이에 넣기도 한다). 미세관을 통해 병변 부위를 식염수로 씻어주고 염증을 가라앉히는 약물을 투여하면 끝난다. 최근에는 기술이 좀 더 발전해 디스크 뒤쪽에 들러붙어 있는 염증물질이나 불순물을 씻어내기 위한 약을 신경 주변에 가깝게 투여할 수도 있다.

50대 초반 강진규 씨는 허리와 다리가 너무 아파 한의원에서 침도 맞고 동네 의원에서 보존 치료도 받아봤지만 치료 후 일주일을 못 넘겼다. 통증이 낫고 재발하기를 반복하자 제대로 치료를 받기 위해 여수에서 상경했다. 검사 결과, 다행히 허리디스크 초기 증상을 보여 경막외유착박리술을 받았으며, 지금은 6개월째 통증 없이 살고 있다. 그는 "침을 맞앉을 때는 일주일을 못 넘겼는데, 6개월째 통증 없이 살고 있다니 믿기지 않는다"며 기쁨을 감추지 못했다.

경추관협착증과 목디스크 치료에 탁월하다

40대 컴퓨터 프로그래머 황영수 씨는 수개월 전부터 양팔 저림과 감각이 둔해지는 증상을 느껴왔다. 팔에 점차 힘이 빠지고 발까지 저림 증상이 심해지자 병원을 찾았다. 병명은 경추관협착증. 허리뼈에 생기는 협착증이 목뼈(경추)에 생긴 것이다.

경추관협착증은 초기 목디스크와 증상이 비슷해 혼동하는 경우가 많다. 사무실에 앉아서 일하는 직업적 특성 때문인지 황 씨는 전부터 목 상태가 그다지 좋지 않았다. X-ray와 MRI를 촬영해보니, 목뼈에 일어난 퇴행성 변화가 한눈에 보였다. 결국 미세관을 삽입해 눌린 신경 부위를 경막외유착박리술로 치료했고, 당일 퇴원했다. 수개월에 걸친 황 씨의 통증은 20분 만에 가볍게 해결되었다.

"출퇴근 시간이 길어서 태블릿 PC로 영어 강의도 듣고 전

자책도 보는 편인데, 언제부터인가 목이 너무 아프더라고요."

30대 직장인 권진동 씨는 태블릿 PC의 장시간 사용으로 목디스크 진단을 받은 환자다. 2시간이라는 짧지 않은 통근시간을 알차게 보내기 위해 태블릿 PC를 요모조모 활용한 게 문제가 되었다.

태블릿 PC를 허벅지에 올려놓고 목을 아래로 떨군 채 화면을 보는 자세는 목디스크의 원인이 된다. 목을 아래로 떨군 자세를 지속하면 목뼈가 압박을 받아 목뼈 사이 디스크가 밀리고 신경을 눌러 통증이 생기기 때문이다. 목이 뻐근하고 어깨가 자주 뭉치는 증상이 생겼던 권 씨는 어깨와 팔, 손까지 저리기 시작하자 치료를 받았다. 경막외유착박리술로 통증의 답을 찾은 그는 현재 예전처럼 건강하게 잘 지내고 있다. 더불어 태블릿 PC는 가급적 사용을 자제하고, 사용할 때는 눈높이로 들어 올려 목에 무리를 주지 않으려 노력하고 있다.

치료 후에도 올바르지 못한 생활습관이나 자세가 지속된다면 언제든 목디스크가 재발할 수 있다. 목을 앞으로 쭉 빼거나 지나치게 고개를 숙이는 자세는 삼가고, 수시로 가벼운 스트레칭을 해서 목 근육을 풀도록 한다.

경막외유착박리술로 부녀가 나란히 새 삶을 찾다

경막외유착박리술은 만성통증 환자나 퇴행성 변화가 심한 경우에도 시술이 가능하다. 수술 후 신경 유착이 남아 있어 통증이 생긴 경우에도 큰 효과를 볼 수 있다.

척추관협착증으로 고생하던 70대 후반 임철수 씨는 오랜 세월 통증으로 고생한 데다 나이마저 고령이었다. 하지만 그는 용기를 내어 홀로 내원했다. 사실 고령자의 척추 치료는 의료진에게도 부담스럽다. 합병증과 응급상황의 발생 가능성이 높고, 수술이나 시술 결과가 좋지 않으면 재수술이 필요할 수도 있기 때문이다. 사망의 위험도 간과할 수 없다. 장 씨 할아버지는 이 같은 위험을 최소화하고 재활 기간도 줄일 수 있는 경막외유착박리술을 받았으며, 다행히 7년째 건강하게 지내고 있다.

장 씨 할아버지와 같은 고령의 척추질환자도 수술 대신 선택할 수 있는 치료법이 경막외유착박리술이다. 흥미롭게도 아버지의 시술을 극구 반대하던 딸도 환갑 즈음에 같은 시술을 받았다.

"그때 왜 아버지의 치료를 그토록 말렸는지 모르겠어요. 지금 너무 후회스럽네요. 이렇게 쉽게 좋아질 줄 알았다면 제가 모시고 오는 건데요."

그녀는 아버지와 함께 통증 없는 하루하루를 보내며 비수술 치료 전도사가 되었다.

경막외유착박리술은 국소마취로 진행되며, 소요 시간도 20분 정도여서 수술에 대한 공포가 큰 환자들에게 적절하다. 별도의 입원 기간이나 재활 기간이 없고 당일 퇴원이 가능하다. 하지만 치료를 가볍게 결정해선 안 된다. 경막외강(척수가 들어 있는 공간)을 통해 통증 부위에 접근할 때 중추신경인 척수신경을 건드릴 수 있고 감염의 부작용도 있기 때문이다. 따라서 반드시 숙련된 전문의에게 치료받아야 한다.

시술 후에는 통증을 느끼지 않는 선에서 천천히 걷는 운동을 반복하고, 허리 근육을 강화하는 스트레칭을 병행해야 치료 효과를 온전히 누릴 수 있다.

진단과 치료를
동시에 해결한다,
경막외내시경시술

원인을 정확하게 찾아 치료한다

기존의 경막외유착박리술에 내시경의 기능을 더한 것이 경막외내시경시술이다. 자연적으로 존재하는 꼬리뼈 구멍을 통해 내시경이 장착된 미세관을 삽입한다고 해서 '꼬리뼈내시경시술'로도 불린다. 지름 2mm, 길이 40~50cm의 미세관과 지름 1mm의 초소형 내시경을 넣은 다음 통증을 유발하는 원인을 내시경으로 들여다보면서 약물을 주입하여 염증,

부종, 디스크 탈출 등의 원인을 제거한다. 간혹 꼬리뼈 구멍이 막혀 있는 환자들은 요추 5번과 천추 1번 사이로 삽입하는데, 이는 고도의 기술을 요한다.

시술 시간은 20분 정도로 비교적 짧고, 시술 후 1~2시간이면 퇴원해 바로 일상생활이 가능하다. 국소마취를 하기 때문에 출혈과 흉터가 없어 당뇨병이나 고혈압 등을 앓는 만성질환자들도 안심하고 시술을 받을 수 있다.

척추는 조직이 복잡해 직접 눈으로 보지 않고는 통증의 원인을 정확하게 파악하기가 쉽지 않다. 경막외내시경시술은

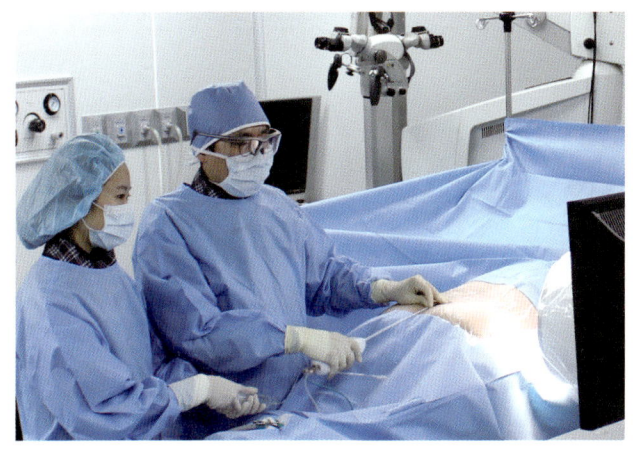

경막외내시경시술을 진행 중인 김순권 원장.

척추 속에 들어간 내시경으로 통증을 일으키는 부위를 좀 더 자세히 확인할 수 있고, 정확한 병변을 찾아 약물로 바로 치료할 수 있다. 진단과 치료가 한 번에 가능한 일석이조의 치료법이다.

원인 모를 요통을 앓고 있거나 허리디스크 수술을 받았음에도 통증이 여전한 수술실패증후군 환자들도 효과를 볼 수 있다. 염증 부위를 폭넓게 제거할 수 있고 치료가 어려운 신경근 주위의 유착까지 쉽게 없애 합병증 발생이 적다는 것도 이 시술의 장점이다.

MRI에서 보이지 않는 병도 찾아 치료한다

경막외내시경시술은 척추관협착증 환자에게 월등한 효과를 보인다. 염증 부위는 약물로 치료하고, 신경을 압박하는 디스크나 수핵, 두꺼워진 인대는 레이저로 크기를 줄이면 지긋지긋한 통증이 사라지거나 한층 개선된다.

통증이 생길 때마다 온찜질을 하며 몇 년을 버텨온 70대 윤중훈 씨는 외출할 때 걷기가 힘들어지고 점차 주저앉기를 반복하자 내원해 진단을 받았다. 검사 결과는 척추관협착증으로 나타났다. 고혈압에 당뇨병까지 있어 안전하게 경막외내시경시술로 치료를 받았다. 현재는 통증이 완화되어 큰 불편함 없이 생활하고 있다.

경막외내시경시술은 간혹 MRI 검사에서 보이지 않는 작은 병변까지도 찾아내어 치료해준다. 신경 염증과 부기를 가라앉혀 시술 성공률이 기존의 경막외유착박리술보다 10~15% 더 높다. 50대 중반 김성현 씨는 3년 전 허리디스크 수술을 받았지만 수일 후 증상이 재발한 케이스다. 하지만 X-ray나 MRI 상으로 뚜렷한 원인을 찾을 수 없었다. 그러다 경막외내시경시술을 하던 중 MRI 촬영에서도 볼 수 없었던 병변이 발견되어 통증의 원인을 정확히 제거할 수 있었다.

이밖에 경막외유착박리술을 받았으나 효과가 미약하거나 아예 없었던 환자, 신경 유착에 의한 허리 통증을 호소하는 환자, 다리를 저는 좌골신경통 환자, 골다공증으로 허리 통증을 겪는 환자 등도 경막외내시경시술로 좋은 효과를 볼 수 있다.

시간에 쫓기는 직장인과 주부에게 효과적이다

경막외내시경시술의 강점은 스피드다. 20분가량 소요되는 시술을 받은 후 당일 귀가할 수 있다. 바로 일상생활로 복귀해도 문제없을 만큼 통증 완화도 빠르다.

30대 후반의 직장인 노훈일 씨는 빠른 치료 효과의 덕을 톡톡히 본 경우다. 내리막길을 걷다가 미끄러져 허리를 삐끗했던 그는 이후 의자에 앉기만 해도 저릿저릿한 허리 통증이 멈추지 않았다. 단순 근육통이라고 여겨 온찜질을 하고 통증약도 먹어봤지만 쉽게 가라앉지 않았다. 통증이 점점 다리까지 내려가자 병원을 찾았는데, 급성 허리디스크 진단이 내려졌다. 노 씨는 치료보다 당장 직장을 빠져야 하는 일이 더 마음에 걸렸다. 하지만 이런 걱정을 단숨에 해결해준 것이 경막외내시경시술이다.

"보통 허리 치료는 며칠씩 입원하고 재활도 해야 한다는데 시술하고 바로 퇴원할 수 있다는 게 놀라웠어요. 더 신기한 것은 그만큼 빨리 통증이 잡힌다는 거였고요."

노 씨는 입원 절차 없이 퇴원한 뒤 다음날 정상적으로 회사 출근을 할 수 있었다. 이처럼 휴가를 내지 않고도 짧은 시간 내에 시술을 받을 수 있다는 점이 경막외내시경시술을 비롯한 비수술의 큰 장점이다.

빠른 치료 효과가 절실한 것은 주부도 마찬가지다. 50대 주부 권지선 씨는 허리 통증과 발 저림이 심한 허리디스크 환자였다. 처음에는 허리 오른쪽만 아프다가 점점 왼쪽까지 심한 통증이 찾아왔다. 다리도 피가 통하지 않아 서늘한 느낌이 들었고 발가락 사이에는 수시로 근육 경련이 일어났다. 기지개를 켜지 못할 정도로 통증이 심했던 그녀는 경막외내시경시술을 받은 후 허리 통증과 발 저림이 씻은 듯 사라졌다. "시술이 너무 간단해서 병원에 잠깐 쉬러 온 기분이 들어요"라며 걸어서 퇴원한 권 씨는 치료 때문에 집을 비우지 않아도 되는 게 가장 다행스럽다고 했다.

만족스러운 결과를 얻더라도 시술 후 규칙적인 운동을 빼먹으면 안 된다. 실제로 운동을 꾸준히 병행한 환자는 그렇지 않은 경우보다 회복도 빠르고 치료 효과도 더 좋다.

문제 있는 디스크를
직접 치료한다,
고주파수핵감압술·디스크내플라즈마감압술

디스크 파열도 치료하는 고주파수핵감압술

평균 섭씨 60도 안팎의 고주파 열이나 고밀도 이온 파장인 플라즈마광을 이용해 신경을 누르는 디스크를 쪼그라들게 만들어 통증을 없애는 비수술 치료법으로, 고주파 열을 이용하면 '고주파수핵감압술', 플라즈마광을 이용하면 '디스크내플라즈마감압술'이라 한다. 1~2mm 미세관을 디스크에 직접 삽입해 치료하는 시술로, 튀어나온 디스크가 척추관 속

신경을 압박할 때 주로 많이 쓰인다. 이름은 달라도 디스크의 부피를 줄여 눌려 있던 신경을 풀어줌으로써 통증이 사라지게 만드는 치료 원리는 같다. 소요 시간도 20분 내외로 짧아서 별도의 입원이나 재활 기간이 필요하지 않은 것도 두 치료법의 공통점이다.

고주파수핵감압술과 디스크내플라즈마감압술은 디스크 자체에 문제가 생긴 질환에 효과적이다. 디스크 안쪽에 생긴 균열 때문에 디스크 내부에 통증이 발생한 경우라면 정밀한 진단이 나오기 어렵다. 이런 경우에 디스크 내장증이나 썩은

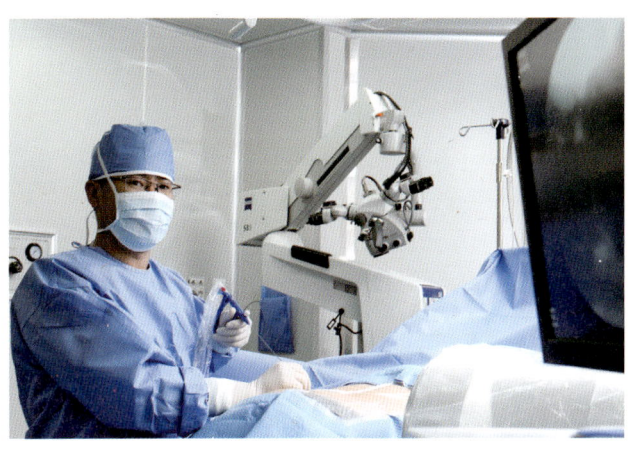

고주파수핵감압술을 시행 중인 신명주 원장.

디스크의 통증을 전달하는 신경을 선택적으로 파괴해 통증을 없앨 수 있다.

고주파수핵감압술은 디스크의 병든 부위에 정확히 고주파를 쏴서 병변을 태워 없애기 때문에 치료 성공률이 높고, 주변의 정상 조직에도 영향을 주지 않는다. 디스크가 파열된 경우에도 효과를 볼 수 있으며, 허리 통증이나 하반신 통증을 없애는 데도 효과적이다.

봄맞이 대청소를 하면서 베란다 화분을 옮기던 중 디스크가 파열된 50대 주부 송정아 씨. 가족들 부축을 받아 병원으로 왔을 때는 이미 디스크가 파열되고 수핵이 흘러나와 신경을 압박하고 있었다. 하지만 디스크 수핵의 크기를 줄이는 고주파수핵감압술을 시행한 후 통증이 많이 개선되었고, 현재는 허리를 움직이는 데 전혀 지장이 없다.

고주파수핵감압술은 디스크를 튼튼하게 만들어주는 효과도 덤으로 얻을 수 있다. 제자리에서 삐져나온 디스크의 수핵을 응축시키면 디스크의 크기가 줄어드는데, 이때 디스크 벽을 구성하는 콜라겐 섬유가 수축되면서 디스크가 단단해진다. 이는 디스크질환의 재발을 막는 데 도움이 된다.

허리디스크와 목디스크를 함께 고친다

거북목증후군이 목디스크로 진행되었다면 자세를 바로잡는 것만으로는 통증을 다스리기 어렵다. 제자리를 이탈한 디스크가 신경을 지속적으로 압박하는데, 이를 방치하면 목과 어깨뿐 아니라 팔과 손까지 저리고 아플 수 있다. 더러는 두통이나 어지러움, 시각 이상 등을 호소하기도 한다. 하지만 초기 목디스크라면 고주파수핵감압술로 20분이면 치료가 끝난다.

손녀에게 스마트폰 사용법을 배우기 시작한 50대 후반 고영화 씨는 한동안 목디스크로 고생했다. 스마트폰을 하다 보면 어느새 2~3시간이 뚝딱 지나갔고, 서서히 목과 어깨 통증이 나타나기 시작하더니 손 저림까지 이어졌다. 저린 손 때문에 리모컨이나 그릇을 떨어뜨리는 일도 잦아졌다.

고 씨가 선택한 치료법은 튀어나온 디스크의 부피를 줄이는 고주파수핵감압술. 놀랍게도 통증은 시술 직후 감쪽같이 사라졌다.

3년 전부터 다발성 목 통증이 심했던 목디스크 환자 이주열 씨도 고주파수핵감압술의 수혜자다. 최근 어깨와 목, 손

등, 손가락까지 저리고 감각이 둔해지기 시작했는데, 시술 후 목 통증은 물론 저린 증상도 함께 사라졌다.

고주파수핵감압술은 동시다발적인 디스크질환의 치료에도 폭넓게 활용될 수 있다. 40대 주부 신수진 씨는 허리디스크와 목디스크를 함께 앓고 있었다. 여섯 살인 아들과 하루 종일 씨름하다 보면 허리가 아프고 목이 결리는 일이 잦았다.

"한군데만 통증이 있어도 괴로운데, 여러 군데가 같이 쑤시고 저리니까 살 수가 없더라고요."

어린 아들을 돌봐야 하는 탓에 수술은 엄두도 못 냈던 그녀는 고주파수핵감압술로 허리디스크와 목디스크를 한 번에 치료할 수 있었다.

다만, 고주파수핵감압술은 통증을 전달하는 감각 신경만 선택해 파괴함으로써 통증을 치료하는 시술이기 때문에 디스크가 터져 나온 지 오래되어 굳어버렸거나 신경이 손상되었을 때는 큰 효과를 보기 어렵다.

통증 재발에 효과적인 디스크내플라즈마감압술

디스크내플라즈마감압술은 고밀도 이온 파장인 플라즈마광을 이용하는 시술이다. 급성 디스크나 연성 디스크 환자(디스크가 탈출된 지 얼마 되지 않은 환자), MRI 상 퇴행성 변화가 적은 환자, 중심성 척추관협착증 환자, 물리치료나 운동치료 효과가 낮은 환자에게 적합하다. 이런 환자들은 허리나 엉덩이에 묵직한 통증이 있고, 아침에 일어나 허리를 숙일 때 허리 통증을 느끼는 경우가 많다. 특히 앉아 있다가 일어날 때 통증이 심하고 허벅지와 종아리, 발끝 저림도 심하다. 이런 경우 손상된 디스크에 플라즈마광을 쬐어 신경 압박을 해소하면 통증을 개선할 수 있다. 고주파수핵감압술과 마찬가지로 시술 부위만 선택적으로 치료할 수 있고, 뼈나 신경, 인대 등 인접 조직의 손상도 없어 후유증이 적다는 게 장점이다.

40대 후반의 조기현 씨는 골프를 치다가 허리 통증이 발생했다. 며칠 안정을 취한 뒤에는 증상이 나아져 치료를 미루었지만, 3개월 뒤에 다시 허리와 다리 통증이 나타나기 시작했다. 진단 결과, 급성 허리디스크였다. 디스크내플라즈마감압술로 치료를 받은 조 씨는 평소처럼 좋아하던 골프를 다시 즐길 수 있게 되었다.

　61세 주부 장미옥 씨도 1년 전 등산을 하다가 허리를 삐끗했지만 디스크내플라즈마감압술로 치료를 받은 후 등산을 계속할 수 있었다. 찌릿찌릿한 허리 통증과 다리가 당기고 저린 증상이 심했지만 시술 후에는 통증도 사라지고 원래의 몸 상태로 돌아갈 수 있었다.

　고주파수핵감압술과 디스크내플라즈마감압술은 허리 수술을 받은 후 통증이나 저림 증상이 재발했을 경우에도 효과적이다. 3년 전 허리디스크 수술을 받은 50대 중반 최경동 씨는 최근 허리와 다리에 다시 통증이 찾아왔다. 하지만 길었던 회복 기간을 되풀이하고 싶지 않다면서 재수술을 완강히 거부했다. 환자의 마음을 헤아려 절개가 필요 없는 고주파수핵감압술을 실행했다. 시술 20분 만에 허리와 다리를 괴롭혔던 통증이 사라지면서 최 씨는 재발의 후유증과도 굿바이할 수 있었다.

　50대 후반 김영한 씨도 척추수술실패증후군으로 고생하던 허리디스크 환자였다. 수술 후 1년 동안 물리치료를 꾸준히 받았지만 통증이 점점 더 심해져 잠을 못 이룰 정도가 되자 재치료를 결심했다. 김 씨는 디스크내플라즈마감압술을 받은 후 다시 평온한 일상으로 돌아갈 수 있었다.

최 씨나 김 씨처럼 척추질환의 재발은 드물지 않다. 척추 자체가 노화를 겪으면서 퇴행성 변화가 계속되기 때문이다. 허리디스크나 척추관협착증, 목디스크 등으로 수술 치료를 받았음에도 통증이 다시 나타날 때, 비수술 치료로 통증 개선과 치료를 동시에 해결할 수 있다.

하지만 디스크내플라즈마감압술이 불가한 경우가 있다. 디스크가 파열되어 모두 흘러내리고 남아 있지 않으면 감압시킬 디스크가 없어 시술이 불가하다. 이밖에 염증성 관절염, 중증의 디스크 퇴행성 변화나 디스크 탈출, 근력 약화와 같은 신경학적 이상이 존재할 때도 효과를 볼 수 없다.

난치성 척추관협착증도 치료한다,
척추협착풍선확장술

혈류 장애를 해결하는 비수술 치료

척추협착풍선확장술은 좁아진 척추관을 넓혀 통증을 없애는 시술법이다. 치료가 어려웠던 난치성 척추관협착증이나 척추수술실패증후군, 급성이나 만성요통을 앓고 있는 환자들에게 효과적이다.

   치료 원리는 간단하다. 풍선이 내장되어 있는 미세관을 꼬리뼈를 통해 척추 협착 부위에 삽입한 뒤 풍선을 부풀리면 시술 전 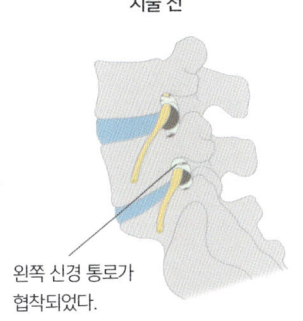 시술 후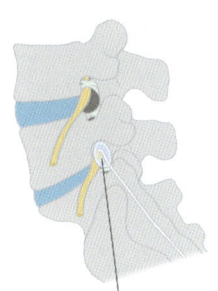

왼쪽 신경 통로가 협착되었다.

풍선을 삽입하여 신경 통로를 확장함으로써 눌린 신경을 풀어준다.

척추협착풍선확장술

해당 부위에 공간이 만들어진다. 그로 인해 눌렸던 신경이 풀리면서 통증이 줄어들게 된다. 동시에 저림 증상과 같은 혈류 장애가 해결되기도 한다. 척추협착풍선확장술의 가장 큰 장점은 이처럼 좁아진 척추관을 근본적으로 넓혀준다는 데 있다.

"10분 거리에 있는 공원도 다리가 아프고 저려서 갈 수가 없었어요. 누우면 종아리가 터질 것처럼 부어서 잠도 제대로 못 자고…."

하반신 통증으로 오랫동안 고생해온 60대 초반 오순실

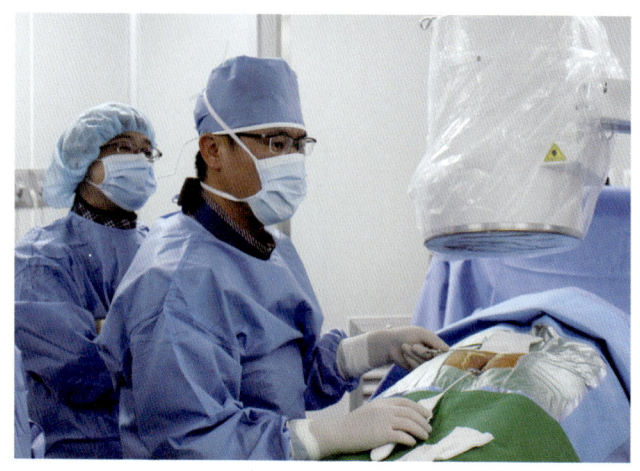

척추협착풍선확장술로 치료 중인 신명주 원장.

씨. 설상가상으로 오 씨의 남편도 판에 박은 듯 똑같은 증상을 앓고 있었다. 엉덩이 쪽이 콕콕 찌르는 것처럼 아파서 오래 걷는 것은 엄두도 내지 못한다고 토로했다. 부부의 병명은 동일하게 척추관협착증. 척추관이 좁아지면서 신경이 눌려 하반신으로 내려가는 혈류에 장애가 생겼고, 그런 이유로 밤마다 종아리가 붓고 다리가 저려 불면의 나날을 보낸 것이다. 이들을 불면의 밤에서 구해준 것이 바로 척추협착풍선확장술이다.

난치성 척추관협착증 치료에 좋다

얼마 전 칠순을 맞은 조순영 씨의 가장 큰 고민은 '허리'였다. 척추관협착증 진단을 받은 지 5년이 넘었지만 고령이다 보니 치료가 쉽지 않았다. 결국 위험을 감수하고 수술을 받았지만 곧 재발하고 말았다.

"수술하면 좋아진다고 해서 힘들게 했는데 재발하니까 앞이 캄캄하더라고요."

그런 조 씨를 통증과 재수술 걱정에서 구해준 것도 척추협착풍선확장술이었다. 일반적으로 비수술 치료는 초기 디스크나 연성 디스크에 효과가 좋다. 하지만 척추협착풍선확장술은 협착의 정도가 심한 난치성 척추관협착증이나 재발한 척추관협착증 치료에도 큰 효과를 볼 수 있다.

척추협착풍선확장술은 피부를 절개할 필요 없이 가느다란 주사기를 삽입하기 때문에 출혈이나 흉터 걱정도 없다. 시술받은 당일 퇴원해 일상생활로 복귀하는 것도 가능하다. 무엇보다 국소마취로 시술이 진행되기 때문에 당뇨병이나 고혈압 등 만성질환을 앓고 있는 환자에게도 무리 없이 시행할 수 있다.

고혈압을 앓고 있던 60대 초반 안오현 씨도 척추관협착증 진단을 받은 뒤 고민에 빠졌다.

"수술을 해야 한다면 전신마취가 필수일 텐데 저는 혈압이 높거든요. 과연 수술할 수 있을지, 어떤 치료를 받아야 할지 막막합니다."

얼굴에 수심이 가득했던 안 씨를 웃게 만든 것은 국소마취 후 시술이 진행되는 척추협착풍선확장술이었다. 이를 통해 안 씨는 고혈압만큼이나 괴롭던 허리와 다리의 통증, 다리 저림으로부터 해방될 수 있었다. 비수술 치료 덕분에 고령의 척추질환자들도 노년의 고통에서 해방될 수 있게 되었다.

걷고 싶은 만큼 걷게 해준다

앞에서도 설명했듯 척추관협착증으로 고생하는 환자들의 가장 큰 고통은 걷기가 힘들다는 점이다. 조금만 걸어도 다리가 저리고 아파온다. 밤이면 종아리가 퉁퉁 부어 잠들기도 어렵다. 하지만 척추협착풍선협착술을 통해 원 없이 걸을 수 있게 된 노인 환자들이 많다.

70대 중반 이현상 씨는 통증이 다리에서 무릎을 거쳐 발바닥까지 내려갈 만큼 심한 중증 척추관협착증 환자였다. 퇴직 후 시골 농가 주택에서 여유롭게 살고 있었는데, 몸이 아프기 시작하자 생활이 여간 고단하지 않았다.

"시골 병원에 다니면서 주사도 많이 맞고 치료도 많이 받았어요. 유명하다는 곳도 가봤지만 치료받을 때만 잠깐 좋아지다 말더라고요."

희망을 갖고 찾아간 병원마다 치료 후 통증 재발을 겪자 크게 낙심한 이 씨. "가는 병원마다 수술 얘기를 꺼내는데 내 나이가 많아서…." 하지만 그는 척추협착풍선확장술을 통해 증상이 많이 호전되었으며, 원하는 만큼 걸을 수 있게 되었다. 척추관협착증으로 보행 장애가 심했던 50대 후반 서순애 씨도 허리와 엉덩이, 장딴지가 아파 평소 10분 이상 걷지 못했다. 2년 동안 괴롭히던 통증이 사라진 것도 척추협착풍선확장술 덕분이었다.

가고 싶은 곳에 마음대로 갈 수 있다는 것은 노년의 삶에서 큰 축복이자 행복이다. 나이가 많다고 해서 치료를 거부만 할 게 아니라, 자신에게 맞는 안전한 시술을 잘 선택한다면 노년의 행복을 온전히 누릴 수 있다.

그 밖의 비수술 치료법,
척추체성형술·프롤로테라피·척추 교정 도수치료

척추압박골절을 치료하는 척추체성형술

60대 후반 유상철 씨는 지난겨울 빙판길에서 중심을 잃고 넘어졌다. 가벼운 부상이라 대수롭지 않게 여겼지만 시간이 지날수록 숨도 쉴 수 없을 만큼 허리 통증이 밀려와 병원을 방문했다. 검사 결과는 척추압박골절로 나타났다. 전부터 앓고 있던 골다공증 때문에 가벼운 낙상이 척추압박골절로 이어진 것이다. 유 씨는 골절된 부위에 뼈시멘트를 삽입하는 척추체성형술을 받았고, 다행히 만족스러운 치료 효과를 볼 수 있었다.

유 씨가 받은 척추체성형술은 척추압박골절 환자에게 특화된 시술법이다. 척추압박골절 초기 환자는 X-ray 검사와 골다공증 검사로 압박골절의 여부를 확인한 뒤 상태에 따라 보조기 착용이나 물리치료, 약물치료를 통한 보존적 치료를 먼저 시행해본다. 그럼에도 효과가 없다면 척추체성형술을 시도해볼 수 있다.

척추체성형술은 손상된 척추 부위에 뼈시멘트를 주입해 골절된 뼈를 복원하는 방법이다. 국소마취 후 꼬리뼈를 통해 2~3mm 정도의 미세관을 압박골절이 일어난 뼈까지 밀어 넣어 뼈시멘트를 채워 넣는다. 주사기를 이용하는 척추체성형술은 시술 시간이 5~10분 내외면 충분하다. 다만, 뼈시멘트가 굳을 때까지 1~3시간 정도 안정을 취한 뒤 일상생활로 복귀해야 한다. 2주 이상 보존적 치료로 효과를 보지 못한 경우 이 시술이 도움이 된다.

심한 척추압박골절도 척추체성형술 치료가 도움이 된다. 물론 그렇다고 해서 척추체성형술이 만능은 아니다. 한 번 주저앉은 뼈를 예전 모양으로 완벽하게 돌릴 수는 없다.

척추를 튼튼하게 해주는 인대 강화 치료

허리 통증의 원인은 디스크 탈출, 척추 협착, 근육 경직 등 다양하다. 치료를 위해 수술까지 받았음에도 고통이 가시지 않거나 새로운 부위에 통증이 발생하는 경우도 있는데, 이런 경우에는 인대 손상을 의심해볼 수 있다. 척추를 잡아줘야 하는 인대에 손상이 생기면 인대가 계속 이완되기 때문에 통증이 멈추지 않을 수 있다. 이때 인대 강화 치료인 프롤로테라피를 시행하면 도움이 된다.

프롤로테라피는 척추 부위의 손상된 인대와 힘줄에 고농도의 포도당을 직접 주사해 인대를 증식시키고 근육을 튼튼하게 만들어주는 시술법이다. 초음파 영상을 통해 통증을 일으키는 부위에 정확히 주사하기 때문에 인대를 효과적으로 강화시킬 수 있다. 튼튼해진 인대는 근육의 균형을 잡아주고 척추 주변 조직을 튼튼하게 만들어 통증을 근본적으로 치료하는 효과를 낸다.

4년째 허리디스크로 고생해온 60대 주부 나영순 씨는 프롤로테라피 치료 효과를 톡톡히 본 환자다. 허리부터 양쪽 엉덩이, 허벅지까지 당기는 증상이 있어 100m만 걸어도 주저앉을 만큼 고통이 심했다. 통증클리닉에 다니며 주사치료를 받아봤지만 그때만 잠깐 괜찮을 뿐 통증은 어김없이 반복되었다. 본격적으로 비수술 치료를 알아보던 나 씨는 고주파수핵감압술을 알게 되었고, 그 시술로 허리디스크를 치료했다. 하지만 여기에 인대 강화 치료까지 더해 효과를 배가시켰다.

"몸을 움직일 때 전체적으로 부드럽다는 느낌이 들고, 확실히 유연해졌어요. 당기고 아픈 증상도 상당히 좋아졌고요."

나 씨는 프롤로테라피 시술 후 상당한 만족감을 나타냈다. 척추분리증 초기 치료에도 프롤로테라피 시술이 효과적이다. 척추분리증은 초기 통증이 심하지 않아 치료받는 경우가 많지 않다. 하지만 방치할 경우에는 통증이 심해지고 척추전방전위증 같은 다른 척추질환을 부를 수 있어 초기 치료가 매우 중요하다. 척추분리증 환자가 프롤로테라피 치료를 받으면 통증이 개선될 수 있고, 증상 악화도 막을 수 있다.

통증 해소와 체형 교정을 동시에 하는 도수치료

일상적으로 느끼는 가벼운 목 통증과 허리 통증은 대부분 근육이나 인대가 문제다. 이 경우에는 손으로 뭉친 근육을 풀어주는 것만으로도 충분한데, 이렇게 손으로 하는 대표적인 치료가 도수치료다. 즉, 별도의 수술 장비 없이 손으로 척추와 관절 등을 직접 자극해 틀어진 관절을 바로잡음으로써 통증을 개선하는 방법이다. 한방에서 쓰는 추나요법도 일종의 도수치료에 속한다.

도수치료를 받으면 통증이 완화될 뿐 아니라 체형 교정의 효과도 덤으로 얻을 수 있다. 뇌와 장기 사이의 신경 흐름까지 원활하게 만들어 척추질환을 근본적으로 다스릴 수 있으며, 큰 부담 없이 언제든 치료받을 수 있다는 것도 도수치료의 장점이다.

도수치료가 효과적인 질환은 척추가 좌우로 휘어진 척추측만증이다. 틀어진 척추를 바로잡으면 통증 완화는 물론, 휘어진 척추뼈도 대부분 교정된다. 골반 불균형이나 잘못된 자세로 인한 통증도 도수치료로 효과를 볼 수 있다.

하루 종일 업무에 시달리며 허리와 목에 통증을 느끼는 직장인들에게도 반가운 치료법이다. 가벼운 통증을 잡아주고 더 심각한 질환으로 발전하는 것을 막아준다. 이외에도 도수치료는 시술이나 수술 후 통증을 관리하는 데도 큰 역할을 한다.

　도수치료는 일반적인 마사지와 다르다. 척추의 해부학적 위치를 정확히 파악해서 필요한 부위에 압력을 가해 근육을 풀어주는 게 도수치료다. 치료사가 통증의 원인이 되는 뭉친 근육의 시작점과 종료점을 정확히 짚어 치료하기 때문에 안전하고 효과도 높다. 단, 디스크가 파열되거나 마비 증세가 진행되는 등 신경 손상이 시작되는 경우라면 반드시 외과적 치료가 필요하다.

비수술 치료 효과를
200% 높인다,
비수술 복합치료

허리디스크와 척추관협착증을 동시에 치료한다

비수술 치료는 통증의 원인과 증상에 따라 그에 맞는 시술법을 결정하는데, 대개 경막외유착박리술이나 경막외내시경시술을 먼저 시행한다. 그 다음 하나의 시술로 통증이 해결되지 않으면 다음 단계의 시술을 적용한다. 최근에는 비수술 치료 기술이 발달하면서 다양한 치료법을 조합해 증상을 개선시키기도 한다. 두 가지 이상의 치료법을 결합한 복합치료로 보다 효율적인 통증 관리가 가능해진 것이다.

디스크 치료에 효과적인 고주파수핵감압술과 척추관협착증을 치료하는 대표적인 비수술 치료법인 경막외내시경시술을 함께 시행하면 효과가 배가된다. 수술만큼의 치료 효과가 있을 뿐 아니라 안전성도 높고 회복 기간도 짧다. 다만, 척추라는 중요한 신체 부위에 가하는 시술인 만큼 고도의 집중력과 판단력이 필요하므로 임상경험이 풍부한 전문의에게 받는 것이 중요하다.

40대 후반의 러시아인 바쉬첸코 씨는 의료서비스 교류 사업차 한국에 오게 된 환자다. 허리와 허벅지, 종아리 등 다양한 신체 부위에 통증이 심해 고생하고 있었다. 검사 결과, 허리디스크와 척추관협착증이 동시에 발병한 상태였다. 그동안 그녀는 돌출된 디스크가 척추 신경을 강하게 누르고 있어 극심한 통증은 물론, 일상생활에서 상당히 많은 불편을 겪고 있었다. 치료 효과를 높이기 위해 허리디스크와 척추관협착증에 효과적인 고주파수핵감압술과 경막외내시경시술을 동시에 시행했다. 시술 후 그녀는 통증이 눈에 띄게 완화되었다며 큰 만족감을 드러냈다.

디스크질환과 척추관협착증은 동시에 발병하는 경우가 적

지 않아 두 질환의 치료법을 결합해 치료 효과를 상승시킬 수 있다. 바쉬첸코 씨처럼 중증인 경우에도 효과가 뛰어나다. 경막외내시경시술 대신 척추협착풍선확장술을 활용해도 효과가 좋다.

60대 초반 양미경 씨도 허리디스크와 척추관협착증으로 꼬박 3년간 허리 통증을 앓았다. 처음에는 그저 허리가 쑤시고 저릿한 정도였지만, 허리에서 시작된 통증은 점차 다리로 뻗어나갔다. 특히 엉덩이 쪽으로 콕콕 찌르는 듯한 통증은 견디기가 어려웠다. 더구나 고혈압과 당뇨병까지 있어 치료에 신중을 기할 수밖에 없었다. 다행히 양 씨는 통증이 심하긴 했지만 마비 증상은 나타나지 않은 상태여서 비수술 치료가 가능했다. 척추협착풍선확장술로 척추관을 넓히고 고주파수핵감압술로 디스크를 치료하는 복합치료를 받은 후에 통증이 크게 완화되었다.

심각한 척추질환도 복합치료로 해결한다

40대 중반의 직장인 이건홍 씨는 17년 전 허리디스크와 함께 척추분리증, 척추전방전위증 등을 진단받았다. 각종 허리병을 고질병처럼 달고 살던 그는 여러 병원을 전전하며 치료를 받았지만 상태는 계속 악화될 뿐이었다. 앉지도 눕지도 못하는 상태로 119에 실려 가기도 여러 번이었고, 정형외과, 신경외과, 통증클리닉 등 가보지 않은 진료과도 없을 정도였다.

"선생님, 이 고통은 아무도 모릅니다. 똑바로 앉을 수만 있어도 소원이 없겠어요."

절망 섞인 한숨을 내뱉으며 삶의 의욕마저 사라진 듯했던 이 씨는 고주파수핵감압술과 경막외유착박리술 등 복합적 비수술 치료를 받고 나서야 17년간 그를 괴롭혀왔던 통증의 늪에서 벗어날 수 있었다. 현재는 엄청난 고통이 사라진 상태로, 걷는 데도 문제가 없을 만큼 증세가 호전되었다. 이처럼 두세 가지의 척추질환이 한꺼번에 나타날 때도 비수술 복합치료가 효과적이다.

한 가지 질환에 한 개 이상의 비수술 치료를 시행해 효과를 높인 사례도 있다. 50대 초반 임승배 씨는 척추관협착증으로 허리 통증과 오른쪽 다리 통증이 심했고, 한쪽 어깨까지 기우는 중증 질환자였다. 하지만 경막외유착박리술과 고주파수핵감압술을 받은 후 20분 만에 통증을 잡을 수 있었다. 수술실패증후군으로 고생했던 40대 직장인 오민석 씨는 10년 전 디스크 탈출로 나사못고정술을 받은 전력이 있었다. 그런데 수술을 받았던 척추 주변이 약해지면서 디스크가 탈출해 통증이 재발했다. 수술 부위의 신경근과 혈관이 심하게 유착되면서 다리 저림과 당김 증상이 극심해진 오 씨는 고주파수핵감압술로 삐져나온 디스크를 없애고, 경막외내시경시술로 유착된 부위를 깔끔하게 제거하는 시술을 받았다. 20분 정도 소요된 모든 시술이 끝난 후, 저리고 당기던 통증이 말끔히 개선되자 오 씨는 "10년 묵은 체증이 내려간 것 같다"며 만족해했다.

비수술 복합치료는 수술 치료와 함께 시너지 효과를 내기도 한다. 50대 초반의 공무원 김성진 씨는 척추관협착증 진단 후 수술 치료인 미세현미경디스크제거술과 비수술 치료인 고주파수핵감압술을 동시에 받았다. 수년 전부터 허리 통증이 시작되어 최근에는 다리까지 심하게 저렸던 그는, 시술 후 통증과 저림 증상이 개선되자 놀라움을 금치 못했다. 다음날 가벼운 발걸음으로 퇴원한 김 씨는 현재 건강하게 직장 생활을 하고 있다.

치료 성과 높이는 긍정적 자세

50대 중반 정숙희 씨는 긍정적인 자세로 통증을 극복한 환자다. 언제나 밝은 표정과 달리, 사실 그녀는 심각한 척추관협착증과 허리디스크를 앓고 있는 중증 환자였다. 하지만 치료에 대한 의지와 열정은 누구 못지않게 뜨거웠다. 책과 인터넷을 통해 자신의 질환에 대해 열린 마음으로 공부하고, 치료받을 병원도 고르고 골라 선택할 정도로 야무진 성격이었다.

정 씨에게 적용한 시술은 경막외유착박리술과 고주파수핵감압술. 유착이 심한 곳까지 약물을 투입하고, 염증이 주변 조직에 유착되지 않도록 60도 안팎의 고주파 열로 수핵을 응고시켰다. 치료는 성공적이었다. 두 가지 시술을 받았음에도 총 시술 시간은 30분가량 걸렸다. 정 씨는 한 달 뒤 통증이 말끔히 사라졌다며 감사 인사를 전하러 왔다.

모든 치료가 그렇듯 완치를 위해서는 환자 자신의 긍정적이고 적극적인 자세가 필요하다. 질병 치료뿐 아니라 인생만사 모든 일이 마찬가지다. 성공하는 사람들의 습관 가운데 긍정적인 마인드는 빠지지 않는 필수 덕목이다. 정 씨는 심각한 질환 때문에 남모르는 고통을 겪어왔지만 언제나 희망을 잃지 않았고, 성실히 치료에 임했다. 그러한 자세가 좋은 결과로 이어진 것이다.

반대로 40대의 한 주부는 무조건 자기가 정한 시술법으로 치료를 해달라고 졸랐다.

"인터넷에 보니까 척추협착풍선확장술이 잘 낫는대요. 그걸로 해주세요!"

그녀의 요구에 의료진은 난색을 표할 수밖에 없었다. 수술이든 시술이든, 환자의 상태와 질병에 따라 신중하게 선택해야 최상의 효과를 볼 수 있지 않을까.

환자의 마음과 자세에 따라 치료의 성패가 달라질 수 있다. 긍정적인 자세는 성공하는 사람들의 습관이기도 하지만, 질병을 극복하게 만드는 환자의 습관이기도 하다.

수술이 꼭 필요할 때가 있다,
현미경디스크제거술·협착증현미경확장술
인공디스크치환술·척추유합술

척수 수술을 받아야 하는 환자는 따로 있다

보존적 치료와 비수술적 치료가 별 효과가 없다면 그때는 수술을 고려해야 한다. 대표적인 사례가 다리에 마비 증상이 나타나는 환자다. 이때는 수술로 문제가 되는 조직을 제거해야만 한다. 신경이 크게 손상되어 대소변 장애를 보이는 환자도 수술이 필요하다.

수술해야 하는 상황이라면 전문의와의 충분한 상담을 통

해 자신에게 가장 잘 맞는 치료법을 선택해야 한다. 하지만 척추질환의 치료를 결정하는 것은 결국 환자의 몫이다. 수술로 기대되는 이점이 수술의 위험보다 훨씬 많다고 환자가 판단했을 때 수술하면 된다.

빠르고 안전한 4가지 수술 치료법

척추 수술법은 갈수록 발전하고 있다. 과거에는 전신마취가 불가피하고 피부도 10cm 이상 절개해야 했기 때문에 수술에 대한 부담감이 크고 회복 기간도 길어질 수밖에 없었다. 하지만 최근에는 첨단 기법이 동원되어 수술 치료의 위험이 많이 줄었다.

가장 큰 발전은 절개를 최소화한 점이다. 작게 절개하기 때문에 수술법이 간단해지고 재활도 빨라졌다. 대표적인 척추 수술 치료로는 특수 현미경을 이용한 현미경디스크제거술, 협착증현미경확장술, 인공디스크치환술, 척추유합술 등이 있다.

현미경디스크제거술은 최소 피부 절개 후 육안으로 보이

지 않는 혈관까지 식별할 수 있는 특수 현미경을 사용해 수술을 진행한다. 주변 신경과 혈관의 손상 없이 파열되거나 기능을 잃은 디스크만 제거하므로, 정상에 가까운 디스크는 최대한 보존할 수 있다는 게 장점이다. 절개면도 1.5~2cm 정도로 작아 안전하며, 수술 후 재발률도 낮다. 최소 2~3일에서 1주일 후면 퇴원할 수 있다.

10여 년 동안 허리디스크를 앓아온 50대 중반 김영희 씨는 만성통증 환자다. 강산도 변한다는 10년의 시간 동안 허리통증을 참고 견뎌왔지만 3년 전부터는 발가락 감각마저 무뎌져 치료를 결정했다. MRI 촬영 결과, 김 씨는 요추 5번과 천추 1번 사이의 디스크가 탈출된 중증 질환으로 나타났다. 결국 미세현미경을 통해 최소 절개한 뒤 신경을 누르는 디스크를 제거하고, 이어 경막외유착박리술을 시행했다. 입원 3일째 날 그녀는 웃는 얼굴로 퇴원할 수 있었다.

척추 수술 중 가장 널리 이용되는 척추유합술은 불안정해진 척추를 고정하는 수술로, 척추전방전위증과 같이 척추뼈가 앞뒤로 움직여 척추가 불안정해지면 여러 가지 장치를 이용해 고정해주는 것이다. 척추뼈 사이의 디스크를 제거한 다음 빈 공간에 환자의 골반뼈에서 떼어낸 뼈나 인공뼈(케이지)

를 집어넣은 뒤 수술용 나사와 금속봉을 이용해 고정한다. 정상 척추 구조물의 손상을 최소화할 수 있으며, 경과가 좋으면 수술 3일 후 퇴원할 수 있다. 척추가 회복되면서 허리 통증이 사라지게 된다.

인공디스크치환술은 망가진 디스크를 제거한 자리에 인공디스크를 삽입하는 수술이다. 심한 요통을 동반한 퇴행성 디스크질환의 치료에 주로 쓰인다. 통증의 즉각적인 완화는 물론, 기존의 디스크처럼 자연스러운 움직임이 가능하다. 주위의 또 다른 디스크가 망가지는 것도 방지할 수 있다. 2~3cm 정도 최소 절개하기 때문에 피부, 근육, 인대, 척추뼈, 신경, 혈관의 손상이 적고 수술 후 5일이면 퇴원할 수 있다.

협착증현미경확장술은 척추관협착증을 치료할 수 있도록 특화된 수술법이다. 척추 마취 후 2~2.5cm 정도 피부를 절개한 후 현미경을 사용해 수술 부위를 직접 확대해서 협착증의 원인이 되는 조직을 제거하고, 척추관을 원래대로 확장시킨다. 이 수술은 발병 부위를 현미경으로 확대해 보면서 수술이 진행되기 때문에 정확한 치료가 가능하고, 주변의 정상 조직들을 최대한 보존할 수 있다. 또한 최소 절개로 인해 흉터가 작고 회복이 빠르다. 척추후관절의 손상을 최소화하고 인대 손상도 없다.

   수술 후에는 장시간 걸을 수 없었던 척추관협착증 환자의 95%가 잘 걸을 수 있게 된다. 다리가 붓고 저리는 증상도 사라지고 허리 통증도 좋아진다. 수술 시간은 1시간 30분을 넘지 않고, 3일 후면 퇴원할 수 있다.

현미경을 활용해 손상을 최소화한다

척추 수술은 비교적 큰 수술로 인식되어 있기 때문에 수술에 대한 두려움이나 수술 후 통증과 수술 자국에 대한 부담감으로 쉽게 결정하지 못하는 경우가 많다. 수술 후 회복이 더딘 고령층이라면 더욱 그렇다. 고령 환자의 대부분이 수술에 부담을 느끼고 치료에 회의적인 반응을 보인다. 하지만 남아 있는 소중한 삶을 고통 속에서 보내느니, 가능한 치료가 있다면 시도해보는 게 낫다.

   고령이거나 만성질환이 있는 환자는 수술 시간이 짧고 절개면이 최소화된 치료를 선택하면 회복 기간을 줄일 수 있다. 최근에는 현미경을 활용해 절개면을 최소화하고 효과는 극대화하는 수술법이 늘고 있다. 이 경우 수술이나 입원 시간도 단축되어 수술은 1시간 30분이면 끝나고, 수술 후 3일이면 퇴원할 수 있다.

수술 후 가장 신경 써야 할 것은 재발이다. 앞서 강조했듯이 척추질환의 재발은 예외가 아니라 항상 고려 대상이다. 수술 치료를 받은 환자들의 상당수가 수술실패증후군으로 다시 병원을 찾는다. 재수술을 하면 성공률은 처음보다 낮아진다. 따라서 처음부터 환자 상태에 가장 적합한 수술법을 신중하게 골라야 한다.

통증에 대한 모든 것을 치료한다,
척추신경조절 치료

난치성 통증 환자의 마지막 희망, 복합통증케어

해볼 수 있는 모든 치료 후에도 통증이 가시지 않을 때 환자의 고통은 얼마나 클까? 아마 그 고통은 말로 다 표현하기 어려울 것이다. 통증으로 인해 환자의 삶이 피폐해지는 것은 시간문제다. 다행히 최근 들어 통증 연구가 활발해지면서 난치성 통증으로 고통받던 환자들에게도 새로운 치료의 길이 열렸다.

척추신경조절 치료는 통증이 심하거나 잘 낫지 않는 난치성 척추질환자들에게 반가운 통증케어다. 척추수술 후 통증이 계속되는 척추수술통증증후군이나 복합부위통증증후군, 기존 비수술 치료에도 효과가 없는 경우, 극심한 통증으로 일상생활에 지장을 받는 환자에게 매우 유용하다.

최근에는 척추질환 외에도 원인을 알 수 없는 통증으로 고생하는 사람들이 많다. 극심하기로 알려진 암성 통증까지 더해져 여러 가지 통증이 환자들을 괴롭힌다. 대표적인 난치성 통증으로 알려진 복합부위통증증후군의 경우 환자의 고통은 상상을 초월한다. 특정 부위에 만성적으로 생기는 신경병성 통증인 복합부위통증증후군은 교통사고로 인한 골절상이나 타박상의 등 외상, 뇌졸중과 같은 혈관질환, 그리고 수술 후에도 생길 수 있으나 뚜렷한 원인을 알 수 없는 경우도 많다. 게다가 불면증이나 우울증, 분노, 불안 등 심리적인 문제로도 이어질 수 있어 삶 자체를 위협할 수 있다. 이처럼 통증은 질병에 수반되는 증상을 넘어 신경계에 변화를 일으키거나 만성통증과 같은 고질병을 만들 수 있어 반드시 '질병'으로 인식하고 적절한 '치료'를 받을 필요가 있다.

신호를 바꿔 통증 줄이는 척추신경조절 치료

척추신경조절 치료란 기계 장치를 이용해 두뇌로 전달하는 통증 신호를 바꿔줌으로써 환자가 느끼는 통증의 강도를 낮추는 방법이다. 외부에서 자극을 받으면 우리 몸의 감각신경세포들은 척수를 통해 뇌로 자극을 전달해 통증을 느끼게 되는데, 이때 통증 신호를 다른 자극 신호로 바꿔주면 통증이 완화되는 효과를 볼 수 있다. 모기 물린 부위를 손톱으로 눌러 아픔을 경감시키는 것처럼 아픈 부위에 전기 자극을 가하면 뇌가 이 신호를 통증 신호 대신에 좋은 자극으로 받아들여 결과적으로 통증을 덜 느끼게 되는 것이다.

최근 활발하게 시행되고 있는 척추신경조절 치료법에는 대략 3가지가 있다. 그중 원조격인 척수신경자극술(Epidural Spinal Stimulation)은 척수에 미세한 전류를 흘려주는 척수신경자극기를 삽입해 통증 신호를 바꿔줌으로써 통증 강도를 줄이는 일종의 신경자극법이다. 1967년부터 시작되어 현재 미국에서 연간 200사례 정도 실시하고 있으며, 지난 2005년부터 국내에서도 몇몇 대학병원을 중심으로 이루어지고 있다.

척수신경자극술의 시술 방법은 간단하다. 미세관을 통해 환자의 척추체에 가느다란 전극을 고정시킨 후 체내(주로 등이나 배)에 '척수신경자극기'를 장착하면 된다. 이때 전류를 공급해주는 척수신경자극기는 나쁜 자극을 좋은 자극으로 바꿔줌으로써 통증을 개선해주는 역할을 한다. 미세한 전기 자극을 이용하기 때문에 신경에 손상을 주지 않고 환자의 통증에 따라 전기 자극의 세기도 조절할 수 있다. 일반적인 휴대폰 절반 크기의 척수신경자극기는 가볍고 인체에 무해한 재질로 이루어져 있으며 한 번 장착하면 영구적으로 사용할 수 있다. 시술 후 2~3일이 지나면 퇴원해 일상생활로 복귀가 가능하며 좀처럼 통증 개선이 되지 않았던 만성통증 환자나 복합부위통증증후군 환자에게 효과적이다.

복합부위통증증후군을 앓고 있던 65세 환자 문영호 씨는 발바닥을 땅에 댈 수 없을 정도로 통증이 심해 특수 제작된 신발과 목발 없이는 보행이 불가능한 상태였다. 하지만 척수신경자극술을 받은 후 서서히 통증이 감소하면서 3일째 되는 날에는 보행이 가능해졌고 시술 3개월 후 통증의 80%가 경감되는 효과를 보였다.

외국의 경우 척수신경자극술로 사지 절단 환자들이 앓기

쉬운 팬텀사지통증(환상통)이 개선된 사례도 있다. 사지가 절단된 후 없어진 부위에 계속 통증을 느끼는 팬텀사지통증은 압박, 열기, 불에 타는 느낌과 같은 통증을 느끼며 절단 환자

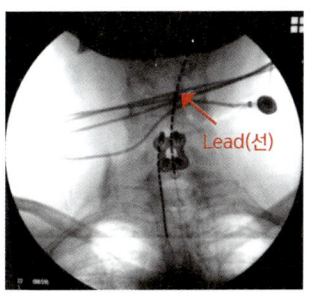

경추 부위 후근신경자극술을 위한 Lead(선)이 보여지고 있다.

의 70%가 고통받고 있는 것으로 알려져 있다. 하지만 이 질환을 앓던 한 외국인 환자는 척수신경자극술을 받은 후 12주가 지나면서 통증을 거의 느끼지 못할 만큼 탁월한 효과를 본 것으로 나타났다.

척수신경자극술은 척추신경 전체에 자극을 주기 때문에 원치 않은 부위에도 자극이 갈 수밖에 없는데, 이를 보완한 것이 후근신경절자극술(Dorsal Root Ganglion Stimulation)이다. 비교적 가장 최근에 개발된 척수신경조절 치료법으로 병변이 있거나 손상된 부위만 선택적으로 치료해 효과가 높다. 치료 원리는 척수신경자극술과 마찬가지로 피부를 통한 경피적인 시술로 진행되며 입원 기간도 2~3일로 짧아 환자 부담이 적다. 비수술 치료를 받은 후에도 통증이 개선되지 않는 환자들의 만족도가 특히 높다.

40대 중반 이광웅 씨는 하지 복합통증으로 밤잠을 이루지 못할 만큼 지독한 통증과 싸워왔다. 기존의 치료법으로는 뚜렷한 통증 개선 효과를 보지 못해 절망한 상태였지만 후근신경절자극술을 받은 후 통증이 뚜렷하게 감소되기 시작했다. 8주 후에는 99% 통증이 사라져 현재 만족스러운 생활을 하고 있다.

50대 후반 김해상 씨도 오랫동안 통증과 씨름하기는 마찬가지였다. 척추수술실패증후군으로 오른쪽 다리와 발의 통증이 심해 일상생활에 지장이 컸지만 후근신경절자극술 시행 후 한 달이 지나면서부터 통증이 거의 사라졌다. 현재 김 씨는 문제가 되었던 오른쪽 다리와 발의 통증을 거의 느끼지 못해 치료 효과에 만족감을 나타내고 있다.

암성 통증에 효과적인 척수강내외펌프삽입술

척수강내외펌프삽입술(Intra Spinal Opioid Pump Implantation)은 척추질환자뿐 아니라 다양한 암성 통증으로 고생하는 암 환자들에게 특히 효과적이다. 체내에 척수신경자극기 대신 약물(진통제)을 담은 펌프를 이식한 후 미세관을 척수강(척수를 둘러싸고 있는 공간) 내에 삽입해 약물이 일정하게 주입되도록 하는 시술법이다. 약물이 척수강 내로 바로 전달되기 때문에 극소량만으로도 통증이 눈에 띄게 완화되는 효과가 있어 주로 암환자들의 통증 개선에 효과적이다. 1991년 미국 식품의약청(FDA)의 승인을 받은 후 현재까지 미국 등 의료선진국에서 많이 시술되고 있는 대표적인 척추신경조절 치료법이다.

6개월 이상의 통증 치료에도 효과가 없고 심한 통증이 지속되는 경우, 고용량 모르핀이나 마약성 진통제를 투여할 수 없거나 투여했음에도 통증이 제어되지 않는 암성 통증 환자, 약물치료 후 중추신경계 손상이나 경직이 나타나는 환자들에게 시도해볼 수 있다. 평균 시술 시간은 30~40분 내외, 부분마취로 치료가 가능하다. 비교적 간단한 시술로 환자 몸에 가해지는 부담이 적다. 환자 상태와 통증 강도에 따라 약물 펌프에 1회 주입으로 3~6개월 정도 효과가 지속되며 약물이 소진될 경우 재주입해 영구적으로 사용이 가능하다.

이외에도 척추신경조절 치료법에는 만성 두통을 완화시키는 후두신경자극술(Occipital Nerve Stimulation)과 각종 말초신경질환에 활용되는 말초신경자극술(Peripheral Nerve Stimulation)도 주목을 받고 있다.

척추신경조절 치료는 검사와 기준이 까다로운 고난도 기술을 요하는 시술이다. 따라서 경험이 풍부한 의료진에게 시술받는 것이 무엇보다 중요하다. 반드시 전문의의 진단과 환자 상태에 따른 체계적인 검사를 통해 치료 여부를 판단한 뒤 받는 것이 정석이다.

척추신경조절 치료의 궁극적인 목적은 환자가 느끼는 통증의 강도를 낮춰 정상적인 생활을 유지할 수 있도록 돕는 데 있다. 현재 국내 만성통증 환자들은 대략 250만 명으로 추정된다. 내과적 치료나 수술 후 통증 등 급성 통증을 비롯해 안면신경마비, 알레르기 비염 등 비통증성 질환까지 모든 통증질환은 갈수록 우리 삶의 질을 결정하는 중요한 요인으로 대두되고 있다. 따라서 적절한 통증케어야말로 환자들을 질병의 고통에서 해방시키고, 좀 더 건강하고 행복한 삶으로 이끌어줄 수 있다.

척추질환을 다루고 치료하는 의료진들은 그 해답을 복합통증케어시스템에서 찾고자 한다. 특화된 통증케어시스템을 통해 만성통증 환자들에게 건강한 일상을 되돌려주고 보다 나은 삶의 길을 열어주는 것이 치료의 최종 목표다. 통증으로부터 해방된다면 환자들의 삶은 지금과는 180도 달라질 것으로 확신한다.

생활 속에서
실천하는
건강한
척추 라이프

PART 5

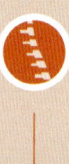

척추를 건강하게 지키고 싶다면 한 살이라도 젊을 때 꾸준히 운동하는 게 좋다. 운동이야말로 척추가 늙는 것을 막는 최고의 비법이자, 돈 안 들이고 노후 건강을 담보하는 비결이다.

한 살이라도 젊을 때 운동하라

척추를 지키려면 근육을 잡아라

'노세, 노세, 젊어서 노세. 늙어지면은 못 노나니~'로 시작하는 대중가요가 있다. 인생은 짧으니 더 나이 들기 전에 마음껏 인생을 즐기라는 내용의 노래다. 만약 이 노래의 가사를 척추외과 의사의 입장에서 다시 쓴다면, 이렇게 바꾸고 싶다. '운동하세, 운동하세, 젊어서 운동하세. 늙어지면은 못 하나니~.'

척추를 건강하게 지키고 싶다면 한 살이라도 젊을 때 꾸준히 운동하는 게 좋다. 운동이야말로 척추가 늙는 것을 막는 최고의 비법이자, 돈 안 들이고 노후 건강을 담보하는 비결이다. 이때 놓치지 말아야 할 것은 바로 근육 운동. 척추를 지탱하는 근육이 강화되면 척추질환이 생길 확률이 준다. 50세를 넘어서면 매년 평균 0.4%씩 근육이 줄어들고, 만들어지는 데도 오래 걸린다. 따라서 근육 관리는 노년 건강을 위해 젊을 때부터 미리 미리 하는 게 좋다. 근육 운동은 미래를 위한 투자다.

하기도 쉽고 효과도 만점, 걷기 운동

척추와 골반 근육을 강화시키는 가장 쉽고 안전한 운동은 바로 '걷기'다. 특히 노인에게 걷기는 최상의 운동이다. 부상의 위험이 낮고 안전하며, 효과는 만점이다. 심폐기능도 좋아지고 허리와 다리에도 힘이 붙는다. 스트레스 해소는 물론 비만 예방에도 좋다.

걷는 속도는 등에서 땀이 약간 나거나 살짝 숨이 찰 정도가 좋다. 대신 바른 자세를 유지하며 걸어야 한다. 하루 30분씩 일주일에 3~4회 정도면 충분하다. 20분 빨리 뛰기보다 30분 빨리 걷기가 효과적이다. 시간이 여의치 않으면 버스 한두 정거장을 걷거나 마트를 걸어서 오가는 것도 운동이 된다. 운동 친구를 만들거나 나만의 걷기 코스를 개발하거나 운동 일지를 작성하면 지루할 틈 없이 꾸준히 운동할 수 있다.

등산도 허리 건강에 매우 효과적이다. 단, 무리하면 척추를 다치게 할 수 있으므로 허리디스크 환자가 높은 산을 오르는 것은 자제한다. 등산 전후에는 충분한 준비운동으로 부상과 통증을 예방하고, 등산 후에는 반신욕이나 온찜질로 경직된 허리 근육을 풀어주는 게 좋다. 만성요통, 허리디스크, 척추관협착증 등을 앓는 환자라면 허리 근육을 무리하게 쓰는 것보다 스트레칭 정도의 운동이 알맞다.

허리에 좋은 운동 VS 나쁜 운동

퇴행성 척추질환이 시작되는 50대 이후에는 척추와 관절 건강, 심폐기능을 고려해 운동을 선택한다. 전문의와 상의해 적당한 운동을 조언받는 것도 방법이다. 평소 운동을 하지 않던 사람이라면 하루에 10~15분 정도로 시작해 조금씩 운동 시간을 늘리면 습관을 들일 수 있다. 한 연구 결과에 따르면 한 가지 습관을 형성하는 데 보통 66일이 걸린다고 한다. 운동도 매일 하다 보면 점차 몸에 익숙해진다.

60대 이상은 뼈와 근육, 인대 등이 약해져 있는 상태이므로 무리한 운동은 오히려 독이 된다. 척추나 무릎에 통증이 있다면 수영이나 아쿠아로빅 같은 수중운동이 좋다. 단, 디스크 병변 부위를 과도하게 움직이는 것은 위험하다. 허리 강화에 좋은 자전거 타기는 가급적 상체를 많이 움직이고, 고불고불한 길보다 쭉 뻗은 길을 달려야 척추 부담이 적다.

반면, 테니스나 골프처럼 허리 회전을 이용하는 운동은 척추 건강을 위협할 수 있다. 골프 선수 중 허리병 환자가 많은 것도 이 때문이다. 볼링도 몸의 무게 중심이 한쪽으로 쏠려 요통이나 디스크 건강에 도움이 안 된다.

허리 근력을 키우기 위해 피트니스센터를 이용할 때는 신중해야 한다. 둥근 원반 위에서 허리를 돌리는 트위스터에서 과도하게 허리를 돌리거나 무거운 중량의 바벨과 덤벨을 들어 올리는 것은 삼간다.

공원이나 약수터에서 흔히 볼 수 있는 나무 등치기 운동도 과하면 척추 손상을 가져온다. 일시적으로 근육을 풀어주는 마사지 효과는 있지만 강약을 조절하지 못하면 척추가 다칠 수 있다. 골다공증, 척추측만증, 척추관협착증, 디스크질환 등이 있다면 하지 않는 게 좋다. 60대 이상은 반드시 준비운동을 한 뒤에 유산소 운동이나 근력 운동을 하고, 운동 시간은 1시간을 넘기지 않도록 한다.

안 하던 운동을 하면 근육통이 생길 수 있지만, 며칠 쉬면 통증은 가라앉는다. 이렇게 매일 운동하면, 같은 강도로 운동해도 아프지 않은 순간이 온다. 근력이 붙었다는 뜻이다.

자세만 고쳐도 통증이 사라진다

척추 건강의 기본은 자세다

허리 건강은 바른 자세에서 시작된다. 자세가 비뚤어지고 그것이 습관화되면 평생 허리병을 달고 살 수 있다. 누워서 머리를 받치고 TV를 보거나, 다리를 꼬고 앉거나, 배를 내밀고 구부정하게 서 있거나, 목을 앞으로 쭉 빼고 스마트폰을 들여다보는 자세가 대표적이다. 이런 자세가 습관화되면 목과 어깨, 허리, 골반 등에 피로감과 함께 만성적인 통증을 부른다.

허리병의 시작이 나쁜 자세인 것은, 치료의 출발도 그 나쁜 자세를 바로잡는 것에서 비롯됨을 의미한다. 자세를 바로잡는다는 것은 척추가 가진 본래의 곡선을 되찾는 것이다. 정면에서 보면 일자, 옆에서 보면 부드러운 S자를 유지하는 척추의 만곡을 되찾아 잘 유지하면 통증 없이 건강하게 살 수 있다.

척추가 가장 싫어하는 자세는 앉아 있는 것이다. 사무직 종사자나 학생들은 하루 평균 7~8시간 이상을 앉아서 지낸다. 그러는 동안 척추에는 평소보다 1.4~1.8배 정도의 부담이 더 생긴다. 특히 고개를 숙인 채 등을 구부정하게 할 때 허리 부담이 크다. 엉덩이만 살짝 의자에 걸쳐 앉는 자세도 체중이 골고루 분산되지 않아 요통이 생길 수 있고, 다리를 꼬고 앉는 자세도 골반 변형을 불러 좋지 않다.

척추에 좋은 자세는 서 있을 때 양쪽 어깨 높이가 같고 등과 허리를 곧게 편 자세다. 이때 한쪽 다리에만 힘을 싣지 않는 것이 포인트다. 시선은 정면으로, 어깨는 뒤로 펴고 척추를 위로 쭉 늘린다는 느낌으로 척추와 골반을 일직선으로 만들어야 좋다.

앉아 있을 때는 턱을 당기고 허리를 편 채 엉덩이를 의자

깊숙이 넣어 앉도록 한다. 무릎은 90도를 만들고 등받이는 뒤로 젖히지 않아 허리 곡선을 최대한 살려준다. 양반 다리는 골반이 뒤로 빠지면서 허리의 굴곡이 사라져 일자허리가 되기 쉬우므로 삼간다. 만약 양반 다리로 앉아야 한다면 방석을 이용해 무릎보다 골반을 최대한 높여주고 허리를 곧추세워 앉되, 수시로 자세에 변화를 주도록 한다.

자주 움직여야 척추 곡선이 산다

척추관협착증 환자에게 장시간 서 있는 것은 독이 되고, 허리디스크 환자가 오래 앉아 있는 것은 치명적이다. 척추에 좋은 자세라고 해도 한 자세만 장시간 유지하는 것은 좋지 않다. 따라서 척추의 부드러운 곡선을 유지하려면 긴장된 근육을 자주 움직여 풀어주는 수밖에 없다. 5~10분간의 가벼운 스트레칭은 근육 이완은 물론, 디스크에 산소를 공급해 피로를 풀어준다. 잠시 주변을 산책하거나 계단을 오르내리는 것도 허리 건강에 도움이 된다.

얼마 전 대구의 한 구청에는 서서 일하는 책상까지 등장했다. 오랫동안 앉아 일하는 직원들의 허리 건강을 위해 마련된 방책이다. 하지만 오랜 시간 서서 일하는 것도 해롭기는 마찬가지다. 서서 수업을 진행하는 교사들 중에 만성요통 환자들이 많은 것은 그런 이유다. 특히 칠판이나 교탁에 기대거나 한쪽 다리에만 체중을 싣고 서서 수업하는 경우가 상당수인데, 이런 자세로 일하면 다리의 피로와 부종을 비롯해 골반 변형과 디스크질환이 생길 수 있다. 척추 균형을 위해 가능한 한 양쪽 다리에 동일하게 체중을 싣고, 틈틈이 스트레칭을 실시하도록 한다.

척추에 좋다는 민간요법, 얼마나 믿을 수 있을까?

민간요법 함부로 믿지 마라

우리나라 사람들은 몸에 좋다면 참 열심히 찾아 먹는다. 뱀, 개구리, 장어, 흑염소, 녹용부터 홍삼, 민들레, 각종 발효 효소, 유산균까지 셀 수 없이 많다. 효소가 좋다고 하면 효소가 동이 나고, 오가피가 좋다고 하면 오가피가 씨가 마른다. 건강한 삶에 대한 욕망이 그만큼 크고 절실하다는 뜻일 게다.

허리병에 좋다는 약재나 민간요법을 믿고 따르는 사람들

도 많다. 가시오가피나 겨우살이, 한련초, 두충차 등 다양하다. 아무리 자연산 약초가 좋아도 환자의 체질과 질병 유무에 맞게 선택해 먹는 게 안전하다. 성분도 정확하지 않은데, 디스크를 고치고 관절이 튼튼해진다는 주변의 말만 믿고 먹었다가는 큰 탈이 날 수도 있다.

검증되지 않는 속설들은 건강을 해칠 수 있다. 한 할머니는 허리에 좋다는 한약을 먹고 간수치가 위험할 정도로 올라가 119에 실려 오기도 했다. 돈도 버리고 몸도 상한 셈이다. 검증되지 않은 민간요법으로 척추를 지키려 하지 말고, 운동과 치료로 꾸준히 다스려야 한다고 환자들에게 설명해도 그들을 설득하기란 쉽지 않다. 통증과 오래 맞서다 보면 혹시나 하는 마음을 억누르기가 어렵기 때문이다.

'카더라 민간요법'에 대한 오해

"옆집 아줌마는 한의원에서 침 맞고 나았대요."
"시골 할머니는 지네랑 고양이를 잡아다 고아 드시고 허리가 쭉 펴졌다니까."

"요즘에는 봉침이 그렇게 효과가 좋다고 하던데…."

진료실에서 만난 환자 가운데 상당수가 주변에서 들은 민간요법이나 속설에 대해 묻는다. 대부분 출처도 근거도 없는 '카더라 민간요법'이다. 지네나 고양이는 먹어서 좋아지기 전에 기생충 감염을 먼저 걱정해야 한다. 봉침 역시 과학적으로 증명되지 않기는 마찬가지다. 효과가 있고 없고를 떠나 부작용이 생겼을 때 아무도 책임지지 않는다는 게 더 큰 문제다.

척추질환 치료법을 두고도 말이 많다. 의사 앞에서 아무래도 침이 훨씬 낫겠다며 되돌아가는 환자가 있는가 하면, "죽어도 몸에 기계가 들오는 건 싫으니 약이나 주사로 고쳐주세요" 하는 환자도 있다. 어떤 환자는 "아는 형님이 척추협착풍선확장술로 허리가 나았으니 저도 그 시술로 하겠습니다"라며 아예 치료법을 결정해 오기도 한다.

허리병에 대해 의사만큼 잘 알고 있다고 생각하거나 자기 몸은 자기가 제일 잘 안다는 식의 환자들을 보면 가끔 할 말을 잃을 때가 있다. 허리병 치료를 간단히 여기는 탓도 있을 것이다. 하지만 그럴듯한 풍문은 철썩같이 믿으면서 주치의의 말은 귓등으로 넘기는 환자, 증상에 맞지도 않는 치료법을 고집하는 환자는 정말로 치료의 답이 없다.

건강 정보 제대로 알아야 약이 된다

TV와 인터넷 덕분에 온 국민이 '건강의 달인'이 되어가고 있다. 그래서인지 환자들의 척추질환에 대한 정보와 상식은 놀라울 정도다. 그러나 인터넷이나 각종 미디어에 노출된 건강 정보를 그대로 맹신해선 곤란하다. 검증되지 않은 정보도 함께 떠돌기 때문이다.

척추질환에 대한 대표적인 오해는 허리 수술을 하면 장애가 생긴다는 말이다. 하지만 치료를 받지 않을 경우 장애 위험은 더 높다. 앞에서 충분히 강조했지만 수술이 필요한 경우는 10% 안팎이다. 나머지는 비수술로 치료가 가능하다. 오히려 치료를 받지 않을 경우에는 평생 통증으로 고통받거나 장애가 생길 수 있다.

골다공증약을 오래 먹으면 턱뼈가 녹는다는 부작용에 대한 우려도 많다. 이것도 분별이 필요하다. 약을 끊으면 오히려 골다공증이 악화되어 고관절, 척추뼈가 부러지거나 합병증이 생길 수 있음을 유의해야 한다.

지압이나 마사지로 허리 통증을 고칠 수 있다는 속설도 위험하다. 사람들은 허리가 조금 뻐근하다 싶으면 목욕탕 가듯 지압이나 마사지를 받으러 간다. 그런데 디스크질환이 있는 사람은 지압이나 마사지가 불필요한 자극이 될 수 있다.

이외에 앉았다 일어날 때나 목을 돌릴 때 뼈마디에서 '우두둑' 하는 소리가 나면 뼈에 이상이 있을까봐 걱정하기도 하는데, 크게 신경 쓸 일은 아니다. 뼈마디에서 소리가 나는 이유는 인대나 힘줄이 뼈에 부딪히거나 뼈끼리 부딪히기 때문이다. 다만 통증이 심해지거나 갑자기 목이 돌아가지 않는다면 그때에는 병원에 가봐야 한다.

통증을 유발하는 생활 속 나쁜 습관 버리기

통증에는 다 이유가 있다

'왜 이렇게 허리가 아프지?' 하고 푸념하는 사람들의 일상을 들여다보면 통증이 생길 만한 이유가 있다. 자세가 바르지 못하거나 나쁜 생활습관이 몸에 배어 있다.

생활 속에서 허리의 부담을 줄일 수 있는 방법은 의외로 많다. 세수할 때 세면대 앞뒤로 다리를 벌려 상체의 무게를 앞발에 실으면 허리 부담이 줄어든다. 허리에 갑자기 힘을 주어 물건을 번쩍 들어 올리는 것은 금물이다. 갑자기 들어 올리면 인대와 근육이 놀라기 쉽고 디스크에도 무리가 간다. 물건을 들 때는 다리를 구부려 허리에 전달되는 하중을 줄이고, 짐도 여러 번에 나누어 드는 게 좋다. 허리디스크가 진행되었다면 물건을 들어 올리는 일은 가급적 피한다. 엎드려 자는 습관은 엉덩이와 등뼈가 위쪽으로 솟아올라 허리에 압박이 가해질 수 있으므로 삼가고, 몸의 좌우가 비대칭이 되지 않도록 가방은 되도록 양쪽으로 번갈아 멘다.

　잘못된 운전 습관도 허리병을 부추긴다. 앉아 있는 시간이 길어질수록 증상은 심해진다. 운전할 때는 등받이 전체에 등이 닿게 앉고, 운전석의 머리 받침대를 사용해 목 손상을 예방한다. 또한 1~2시간 주행 후에는 스트레칭으로 근육의 긴장을 풀어준다. 해외여행 시 좁은 기내에서도 오래 머물면 척추 피로 현상이 생길 수 있다. 기내 통로를 가볍게 걷거나 기지개를 켜서 긴장된 근육을 이완시킨다.

음주와 흡연은 척추의 적

담배 속 니코틴 성분은 디스크의 생성과 세포 증식을 줄이고, 디스크의 퇴행을 촉진한다. 허리 주변 근력이 약화될 뿐 아니라 통증에 대처하는 능력도 저하된다. 이외에 칼슘이 감소해 골밀도가 떨어지기 때문에 골절, 골다공증에 걸릴 위험도 높아진다. 허리 통증이 있다면 금연은 필수다.

장기간 흡연을 하면 척추뼈의 혈액순환이 나빠지면서 또 다른 문제가 생길 수 있다. 잦은 기침으로 디스크 내의 압력이 상승하면, 이것이 디스크를 악화시키는 요인이 되기도 한다. 디스크 환자들은 좌골신경통 같은 말초신경염이 동반되는데, 니코틴은 이러한 말초신경염에도 악영향을 끼친다. 목, 등, 어깨, 손목, 무릎 등에 발생하는 근육통과 관절통도 불러올 수 있다.

흡연만큼 음주도 허리 건강에 도움이 안 된다. 술에 들어 있는 독성물질이 혈액에 쌓이면 혈액 공급을 방해하고, 이것이 근육과 인대를 약하게 한다. 과음 후 평형감각을 잃고 넘어지거나 미끄러지면 급성 허리디스크로 이어질 수도 있다. 실제로 허리디스크의 큰 원인 중 하나가 바로 낙상 사고다.

만성적인 음주 습관은 체내에서 칼슘이 빠져나가게 하여 뼈 건강을 무너뜨린다는 점도 명심한다.

삼시 세끼 골고루 먹으면
영양제 따로 필요없다

"선생님, 영양제는 뭐가 좋아요?"

허리병 환자들이 꼭 물어보는 질문 중 하나가 영양제에 관한 것이다. 몸이 병들어 부실해졌으니 영양제로라도 보충해야 한다는 불안감 때문이다. 허리나 다리가 아픈 부모님께 글루코사민, 상어 연골 등의 영양제를 꼬박꼬박 챙겨주는 자녀들도 많다.

하지만 영양제는 어디까지나 영양제다. 기본적으로 영양

제는 음식으로 충분히 섭취되지 못할 때 필요하다. 하루 세 끼 5대 영양소를 골고루 섭취한다면 영양제를 따로 챙길 필요가 없다. 척추 건강에 중요한 칼슘이나 단백질도 하루 세 끼 식사만으로 충분하다. 다만, 귀찮다는 이유로 끼니를 거르거나 한두 가지 반찬으로 식사하는 노인이라면 영양 불균형이 우려된다. 그런 경우 부족한 영양분이 생기면 칼슘이나 철분제 등을 따로 처방받아 먹도록 한다.

뼈는 칼슘과 비타민 D, 근육은 단백질과 탄수화물

뼈는 칼슘과 비타민 D를 사수해야 건강하다. 달걀, 견과류, 우유 등에 들어 있는 칼슘은 뼈에 쉽게 흡수되는 칼슘으로, 튼튼한 척추를 위해서는 꾸준히 섭취하는 게 좋다. 이외에 칼슘 함량이 많은 대표식품으로는 미역, 멸치, 표고버섯이 있다. 멸치에는 뼈세포 조직에 필요한 칼슘, 인, 철분 등이 풍부하고, 표고버섯에는 비타민 B와 D가 많아 척추질환 예방에 좋다. 표고버섯은 칼로리가 낮아 비만 예방에도 효과가 있다.

비타민 D는 칼슘의 흡수를 돕는 중요한 영양소이지만 체내에서 자연적으로 형성되지 않는다. 만성적으로 비타민 D가 부족하면 등이 휘는 구루병을 비롯해 골연화증, 노인성 골다공증이 발생할 수 있으며, 근력 저하로 압박골절의 위험도 생긴다. 따라서 적극적인 섭취가 필요하다. 가장 좋은 방법은 하루에 20~30분 정도 햇볕을 쬐는 것이다. 이외에 고등어나 참치 등의 생선, 달걀노른자, 우유, 마른 표고버섯 등도 자주 먹도록 한다.

허리 근육을 튼튼하게 만들고 싶다면 양질의 단백질 섭취가 필요하다. 두부는 값도 싸고 맛도 좋을뿐더러 단백질의 체내흡수율이 100%에 가까우므로 적극적인 섭취를 권한다. 특히 두부 반 모에는 우유 한 잔에 들어 있는 양보다 많은 양의 칼슘도 들어 있다.

단백질과 칼슘이 풍부하고 원기 회복에도 좋다고 알려진 사골국물은 통증 완화와는 무관하며, 만약 칼슘 흡수를 돕고 싶다면 처음 국물보다 뒤에 나오는 말간 국물이 더 좋다. 커피를 마시면 뼈가 녹는다는 속설도 있는데, 카페인이 칼슘의 흡수를 방해하는 것은 맞지만 하루에 커피 3잔까지는 골밀도와 크게 관련이 없다.

허리 통증 잡으려면 비만부터 잡아라

어떤 환자들은 "밥과 김치만 먹는데도 왜 살이 찌는 거냐?"며 푸념을 한다. 하지만 이들의 식사 메뉴를 살펴보면 백미, 국수, 떡, 빵 등 탄수화물 음식이 대부분이다. 탄수화물은 남는 열량만큼 체지방으로 차곡차곡 저장된다는 것을 기억해야 한다.

체중이 느는 것은 많이 먹고 덜 움직이기 때문이기도 하지만, 노화와도 무관치 않다. 나이가 들면 기초대사량이 떨어져 같은 양을 먹었을 때 20대만큼 칼로리를 소비하지 못한다. 따라서 나이 들면 적게 먹고 더 많이 운동해야 본래의 체중을 유지할 수 있다.

만병의 근원인 비만은 척추에도 독이 된다. 척추를 단단하게 붙잡아주는 근육 대신 지방이 늘어 척추가 약해지기 때문이다. 또한 복부에 체지방이 과도하게 축척되면 몸의 무게중심이 앞으로 쏠려 요추와 디스크에 압박을 준다. 척추가 앞으로 휘는 만큼 상대적으로 엉덩이가 뒤로 빠지므로 엉덩이, 허벅지, 무릎에도 통증이 생긴다.

그렇다고 노년기에 체중 조절을 위해 갑자기 음식을 절제

하는 것은 영양 불균형을 초래할 위험이 있다. 따라서 골고루 챙겨 먹되 식사량을 줄이고 꾸준히 운동해서 체중을 조절한다. 또한 백미보다 현미밥이나 잡곡밥으로 바꿔 식사를 하고, 채소와 과일을 충분히 섭취해 신진대사에 필요한 비타민과 무기질을 보충한다.

어느 병원이 좋을까, 스마트한 병원 선택법

묻고 따져서 깐깐하게 선택하라

허리병에 걸리면 환자는 끝도 없이 헷갈린다. 일단 어느 병원에 가야 할지부터 막막하다. 병원을 선택한 다음에는 정형외과와 신경외과 중 어디로 가야 할지도 고민이다. 그도 아니면 한의원에 가야 할지 확신이 안 선다. 망설이는 사이에 '빨리 수술해야 한다', '경솔하게 수술했다가는 큰일이다' 등 주변의 조언이 빗발친다.

어렵게 결정해 병원에 가도 의사마다 처방이 달라 혼란스럽긴 마찬가지다. 어떤 의사는 물리치료와 생활습관만 고치면 통증이 없어진다고 하고, 또 어떤 의사는 간단한 수술로 좋아지는데 왜 고통을 참느냐고도 한다.

척추질환은 증상이 다양해 병원과 치료법을 선택하기가 쉽지 않다. 그러므로 치료를 하기 전 자신의 증상을 정확히 알고, 그에 맞는 치료법을 제시하는 의사를 찾는 것이 관건이다. 의사와 환자는 몸속 질병을 다루는 과정을 함께하는 운명공동체. 명성만 듣고 섣부르게 의사나 병원을 선택하는 것은 무모하다. 묻고 따지고 깐깐하게 골라야 한다.

경험 많고 다양한 치료법을 제시하는 의사를 찾아라

의사를 선택할 때는 그 분야에서 얼마나 많은 치료 경험을 가지고 있는가를 살펴야 한다. 척추질환의 비수술 치료는 15~30분 정도 걸린다. 치료 장비도 대부분 비슷하다. 결국 치료 결과는 의사의 경험과 능력에 따라 달라진다고 보면 된다.

당연히 경험 많고 숙련된 의사를 찾는 게 바람직하다. 이런 의사는 진료를 받을 때부터 다르다. 문진과 촉진을 충분히 하고, 증세나 과거 병력 등에 대해서도 빠짐없이 묻고 정확히 파악한다. 환자를 위한 최선의 치료법을 찾기 위해서다.

의사는 다양한 치료법을 환자에게 제안할 의무가 있다. 수술할 것인지, 비수술로 치료를 할 것인지 환자 스스로도 판단할 수 있어야 한다. 의사는 여러 가지 선택사항 중에서 환자가 고를 수 있도록 충분한 정보를 제공해야 한다.

의사가 수술이든 비수술이든 한 가지 치료법만 고집하는 것은 고려 대상이 된다. 증상이나 환자 상태(성별, 연령, 직업, 건강 상태 등)에 따라 다양한 치료법을 제안할 수 있는 게 척추질환이다. 각각의 수술법에 대한 장단점 및 기대 효과와 한계를 분명히 설명하고, 혹시 모를 합병증 여부도 친절히 알려주는 의사는 신뢰해도 좋다.

위급상황에 대처할 수 있는 병원을 선택하라

척추질환을 치료하는 진료과목은 정형외과, 신경외과, 재활

의학과, 마취통증의학과 등 다양하다. 일단 척추질환이 의심되면 적어도 2~3곳의 병원에서 치료 소견을 받아보는 게 좋다.

척추는 우리 몸의 중심이자, 신경이 지나가는 중요 부위이므로 매우 신중히 치료를 받아야 한다. 따라서 위급상황이 발생했을 때 즉각 대처할 수 있는 장비와 의료진이 있는 병원을 선택하는 것이 좋다. 또한 수술이나 시술을 할 때 간이나 심장, 폐 등을 검사해 시술 여부를 판단할 수 있는 내과의와 시술 시 필요한 마취과 의사가 상주하는 곳이 좋다. 최근에는 척추전문병원도 정형외과와 신경외과 전문의가 협진하는 시스템이 마련되어 있고, 빠른 예약과 원스톱 진료 등 환자를 최대한 배려하는 서비스를 제공하고 있다.

과도하게 수술을 권하는 곳은 곤란하다. 의료진이 자주 바뀌는 병원도 바람직하지 않다. 지나치게 상업적인 광고를 많이 하는 병원도 한 번은 의심해봐야 한다. 또 의료기기가 최신식인지도 살펴볼 필요가 있다.

척추질환은 언제든 재발할 수 있기 때문에 사후 관리가 무엇보다 중요하다. 병원에 재활프로그램과 전문적인 사후 관리 시스템이 갖춰져 있는지도 살핀다.

몸과 마음의
균형을 살려주는
척추테라피

PART 6

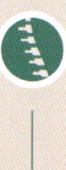

신체의 통증은 적합한 치료를 통해 없애고 다스리는 것이 맞지만, 심리적인 위축으로 생기는 마음의 통증은 명상으로 다스려본다. 명상을 통해 사소한 것에 휘둘리지 않는 영적인 힘을 키운다면, 통증으로 인한 걱정과 두려움도 줄일 수 있고 장기적인 관점에서 치료 효과도 더 커진다.

통증을 없애주는 척추 마사지

혈액순환 개선으로 통증을 줄인다

마사지는 뭉친 근육을 풀고 몸의 피로감을 없애는 데 효과적이다. 정기적으로 받으면 전신의 혈액순환이 좋아지면서 통증이 가라앉는 효과가 있다. 강한 압력으로 하기보다 기분이 좋아질 정도의 세기가 바람직하며, 따뜻한 손으로 하면 근육이 더 잘 풀린다.

몸 위에 올라가 체중을 실어 허리를 밟는 동작은 척추가 튼튼한 사람에게도 부담을 준다. 자칫 잘못하면 디스크가 튀어나오거나 근육과 인대가 손상되기도 한다. 특히 골다공증 환자라면 척추뼈가 찌그러지는 척추압박골절이 일어날 수 있으므로 절대 삼간다.

등 마사지를 할 때는 손바닥에 오일을 충분히 바른 뒤, 어깨부터 등뼈 아래쪽까지 내려가면서 부드럽게 문질러준다. 다시 양 손끝으로 척추뼈를 따라 엉덩이에서부터 경추까지 쓸어 올려준 뒤, 가볍게 주먹을 쥐어 등뼈 전체를 살살 두드려주거나 다시 양손으로 어깨부터 엉덩이까지 쓸어내리면 근육이 풀리는 시원함을 느낄 수 있다.

목이 뻐근할 때는 목 뒤쪽부터 쇄골 중앙까지 뻗어 있는 림프선을 자극한 뒤 손바닥을 아래로 향해 쓸어내리듯 마사지한다.

찜질로 통증을 다스린다

통증을 다스리는 데는 찜질도 좋은 효과를 낸다. 운동 직후 생긴 근육통은 48시간 내 급성기에는 냉찜질을, 이후에는 온찜질을 한다. 혈관이 터졌을 때 온찜질을 먼저 하면 출혈이 더 생기고 통증도 심해지므로 주의한다. 냉찜질은 얼음을 비닐봉지에 넣은 후 반드시 젖은 수건으로 감싸야 한다. 잘못하면 피부 손상을 입을 수 있기 때문이다. 찜질 시간은 20~30분 정도가 적당하다.

만성적인 통증이나 단순한 근육통, 목과 어깨 근육이 굳었을 때는 온찜질이 적당하다. 피부 화상을 입을 우려가 있으므로 여러 겹의 수건으로 감싼 후 사용한다. 온찜질은 대개 20~30분 정도 하는 것이 적당하다. 샤워기를 이용해 따뜻한 물로 통증 부위를 부드럽게 마사지하거나 욕조에 따뜻한 물을 받아 전신욕을 하는 것도 좋다.

몸을 이완시키는 목욕테라피

근육이 뭉쳤을 때는 반신욕이나 족욕이 좋다. 반신욕은 따뜻한 물에 20~30분간 명치까지 담그는 목욕법이다. 전신욕에 비해 몸에 가해지는 수압이 낮아 심장에 부담을 주지 않으며, 긴장된 근육과 인대를 이완시키고 혈액순환을 좋게 한다. 또 통증이 있는 곳에 혈류가 잘 통하게 하므로 통증 해소에도 효과적이다. 숙면에도 도움이 된다.

반신욕의 적정 온도는 37~38도로, 40도를 넘기지 않도록 한다. 물 온도가 지나치게 높으면 노인이나 심혈관계 질환이 있는 사람은 혈압 상승이나 쇼크가 일어날 수 있다. 탈수를 방지하고 노폐물 배출과 혈액순환을 위해 반신욕 전에는 물을 한 잔 마시는 게 좋다. 몸과 마음을 편안하게 해주는 아로마 오일을 목욕물에 몇 방울 떨어뜨리면 효과적이다.

족욕은 일주일에 2~3회가 적당하며, 물의 온도는 체온보다 약간 높은 38~40도가 좋다. 물 높이는 발목까지, 종아리가 잘 붓는다면 종아리까지 푹 잠길 정도로 맞춘다. 10~15분간 몸 전체가 훈훈해지고 땀이 배어나올 때까지 족욕을 하면 된다. 찬물과 더운물에 번갈아 담그면 부기가 가라앉는 효과가 있다. 반신욕과 마찬가지로 아로마 오일을 몇 방울 떨어뜨리거나 소금, 식초, 녹차 티백 등을 활용하면 이완 효과가 더 높아진다.

하루 20분 해바라기로 자연치유력을 높여라

비타민 D를 합성하라

고대 서양속담에 '태양이 찾지 않는 집에는 의사가 찾아온다'는 말이 있다. 햇빛이 의사 역할을 할 만큼 중요한 치료제가 된다는 뜻이다.

햇빛을 받으면 우리 몸에서는 비타민 D가 활성화된다. 비타민 D는 음식물을 통해 섭취하거나 피부가 햇빛에 노출될 때 만들어진다. 다만 음식을 통해 충분한 양을 섭취하기가 쉽지 않기 때문에 햇빛을 통해 체내에서 비타민 D를 합성하는 것이 현명하다. 몸에 좋은 비타민 D를 충분히 만들려면 사람도 식물처럼 광합성을 해야 한다.

비타민 D가 중요한 이유는 칼슘 흡수를 도와 **뼈**를 튼튼하게 해주기 때문이다. 골다공증 예방에 효과가 있어 척추질환과 뗄 수 없는 영양소다. 몸의 자연치유력을 높여주는 소중한 영양소이기도 하다.

비타민 D를 합성하려면 일조량이 많은 시간에 20분 이상 햇볕을 쬐는 것이 좋다. 가장 좋은 시간대는 오전 10시에서 12시 사이로, 일주일에 3번 이상 실시한다.

햇빛을 쬐어 세로토닌을 증가시켜라

비타민 D는 '행복 호르몬'이라 불리는 신경전달물질인 세로토닌의 수치를 증가시킨다. 세로토닌은 심리적인 안정감과 행복감을 느끼게 해주는 호르몬으로 비타민 D를 섭취하면 체내 분비량이 늘어난다. 햇볕을 자주, 많이 쬘수록 기분이 좋아지고 활력을 얻는 것은 세로토닌 때문이다.

각종 질환과 함께 찾아오는 노년기 우울증에는 세로토닌이 좋은 치료 효과를 낼 수 있다. 노년기 우울증은 '여기저기 아프다'는 신체 증상이 더해지면 한층 심해진다. 대인관계가 위축되고 삶의 활력을 잃게 되면서 우울증으로 이어질 가능성이 있다. 몸도 불편한데 마음까지 닫히면 아무리 훌륭한 치료를 받아도 회복은 더딜 수밖에 없다. 이럴 때는 주기적으로 햇볕을 쬐는 게 좋다. 마음을 진정시키는 세로토닌 분비를 촉진시켜 불안감을 해소하고, 심리적 안정감을 얻도록 한다.

스트레스 관리로
면역력을 키운다

마음의 안정이 척추 긴장을 풀어준다

스트레스가 심하면 원인 모를 통증이 몸 여기저기서 발생한다. 자율신경계가 무너지면서 두통과 어깨 통증을 비롯해 식욕 부진, 불면 등이 생긴다. 면역력도 떨어져 쉽게 병에 걸리고 잘 낫지도 않는 몸이 된다.

    스트레스는 척추체에도 과도한 긴장을 불러와 척추 건강을 위협한다. 스트레스를 받으면 일단 몸이 긴장하는데, 이

것 자체가 척추에 일차적인 부담을 준다. 또한 경직된 근육은 허리에 가해지는 하중을 제대로 분산시키지 못해 디스크에 좋지 않은 영향을 미친다. 척추질환자의 경우에는 치료를 해도 회복이 더디고, 통증도 쉽게 다스려지지 않는다.

스트레스는 마음에서 출발하기 때문에 정신적 안정을 되찾는 것이 중요하다. 특히 자신의 감정을 숨기는 사람일수록 더 큰 스트레스를 받는 경향이 있다. 따라서 평소에 느끼는 감정들을 억누르지 말고 자신의 감정을 솔직하게 드러내고 표현하도록 한다.

명상을 하거나 좋아하는 취미 생활을 하는 등 나만의 스트레스 해소법을 만드는 것도 한 방법이다. 상쾌한 공기를 들이마시면서 아침 산책을 하거나 따뜻한 차 한 잔으로 잠시 숨을 고르는 것도 좋다. 마음을 안정시키는 음악을 선곡해 틀고 아로마 향초를 켜서 심신을 이완시키는 것도 도움이 된다. 스트레스 해소에 효과가 있다고 알려진 호두, 피스타치오 등의 견과류를 먹는 것도 마음을 안정시키는 색다른 스트레스 해소법이 될 수 있다.

웃어라, 스트레스가 사라진다

하버드대 심리학자 윌리엄 제임스는 '행복하기 때문에 웃는 것이 아니라 웃기 때문에 행복한 것이다'라고 했다. 옛말에도 한 번 웃을 때마다 한 번 젊어지고, 한 번 화낼 때마다 한 번 늙는다는 말이 있다. 한 번 웃을 때마다 암세포 수백만 개가 사라진다고 한다. 웃음 치료로 암을 고쳤다는 사람도 있다. 체내 면역세포를 만들고 스트레스를 싹 날려주는 웃음은 그야말로 백만 불짜리 치료제다.

 웃음은 스트레스를 낮추고 사람을 활기차고 건강하게 만든다. 웃다 보면 어느새 불안하고 초조했던 마음이 싹 사라진다. 허리병처럼 통증이 심한 질환일수록 웃음이 특효약이 될 수 있다.

 일부러 웃는 웃음도 90% 이상 효과가 있다. 우리 뇌는 진짜 웃음과 가짜 웃음을 구별하지 못하기 때문이다. 웃을 때는 입을 크게 벌리고 광대 근육을 움직이며 크게 웃는다. 입꼬리만 올려 살짝 웃고 마는 것은 치유 효과가 없다. 웃는 시간도 10초 이상은 넘어야 한다. 아랫배에 힘을 주고 박장대소를 하면 더 좋다.

심호흡으로 마음을 다스린다

심호흡은 흩뜨러진 마음을 다스릴 때 효과적이다. 몇 분간 조용히 앉아 숨을 들이마시고 내쉬면서 천천히 호흡한다.

스트레스 지수가 올라가면 누구나 화를 낸다. 인체의 교감신경이 흥분하고, 흥분한 교감신경은 혈압을 올리고 맥박을 빨리 뛰게 하며 호흡도 거칠게 만든다. 이때 천천히 심호흡을 하면 화를 누그러뜨리는 데 도움이 된다.

중증 허리병으로 밤잠을 설치고, 여기에 만성질환까지 겹치면 환자는 금세 녹초가 된다. 잠시라도 통증으로부터 자유롭고 싶다면 몸과 마음이 힘들 때 크게 심호흡을 해본다. 심호흡을 하면 우리의 뇌는 위기상황이 종료된 것으로 판단해 교감신경의 흥분이 사라지고 스트레스도 멈춘다.

올바른 호흡법은 배 속 깊은 곳까지 숨을 내쉬고, 가슴을 펴고 두 어깨를 치켜 올리면서 천천히 들이마신다. 잠시 숨을 멈추었다가 어깨를 내리면서 처음 단계부터 다시 시작하기를 반복한다. 공기가 내 몸속으로 들어오고 나가는 것이 느껴질 만큼 천천히 들이마시고 내쉬는 것이 심호흡의 핵심이다.

질 좋은 수면으로
척추 건강을 지킨다

척추 곡선을 살리는 수면 자세

잠잘 때의 자세도 척추 건강에 영향을 끼친다. 건강에 좋은 바른 수면 자세는 척추의 S자 곡선과 목의 C자 곡선을 그대로 유지하는 상태를 말한다.

  천장을 보고 반듯하게 누워 자는 자세는 척추의 정상적인 만곡을 잘 유지할 수 있다. 이때 양 무릎 밑에 쿠션을 받치면 더욱 편안한 상태가 된다. 옆으로 누워 자는 자세도 나쁘지 않다. 엄마 배 속의 태아처럼 무릎을 살짝 구부려 눕고, 양 무릎 사이에 쿠션을 껴서 허리를 더 편안하게 만든다. 똑바로 누워 자는 자세보다 혀와 기도에 가해지는 압력이 줄어 코골이가 있는 사람에게도 좋다.

엎드려 자면 바닥을 향하는 쪽에 압력이 가해져 턱관절이 틀어지고 척추에 무리가 오기 때문에 좋지 않다. 허리는 움푹 들어가고 골반과 등뼈는 치솟는 자세가 되어 척추의 곡선을 휘게 만든다. 목과 어깨 근육을 긴장시키고 관절의 스트레스를 높이기 때문에 잠을 잔 후 오히려 통증을 느낄 수 있다. 양팔을 위로 올리고 자는 자세도 어깨와 목 근육에 무리를 줄 수 있으므로 삼간다.

올바른 침구를 선택하라

일반적으로 요통 환자에게는 푹신한 침대보다 딱딱한 침대나 바닥이 더 좋다. 푹신한 침대는 척추의 곡선을 더 휘게 만들 수 있다. 그렇다고 매트리스나 요를 깔지 않고 딱딱한 곳에서 잠을 자면 엉덩이와 어깨 부위가 바닥에 눌리고 허리 주변의 근육이 긴장되어 척추에 무리를 줄 수 있다. 디스크의 한 원인이 되거나 척추질환자의 경우는 통증이 더 심해질 수도 있으므로 주의한다.

요통 환자에게 가장 좋은 잠자리는 몸의 형태를 잡아줄 수 있는 매트리스나 솜이 고른 요를 돌침대 같이 딱딱한 침대나 맨바닥에 깔고, 그 위에서 낮은 베개를 베고 자는 것이다. 내 몸의 척추 곡선과 잘 맞는 매트리스를 고르려면 매장에 가서 직접 누워보고 살피는 게 좋다. 베개는 누웠을 때 목의 C자 곡선을 빈틈없이 채우는 동시에 부드럽게 받쳐줘야 한다.

일반적으로 수면 중에는 약 20회 이상 자세를 바꾼다고 한다. 침구는 너무 무거우면 신체를 압박해 혈액순환을 방해하고 움직이는 데 불편을 주므로 적당히 가벼운 것을 고르도록 한다. 또 수면 중 우리 몸은 200㎖ 정도의 땀을 배출하므로 이불은 땀 흡수가 잘되고 체온을 일정하게 유지해주는 제품을 고른다.

성장호르몬의 분비로 노화를 막는다

성장호르몬은 아이들의 키 성장에 필요한 호르몬으로 알고 있는 경우가 많다. 하지만 누구에게나 일생 동안 계속 분비되는 게 성장호르몬이다. 성장기에는 키를 크게 하고 성장이 끝난 뒤에는 신진대사와 신체 기능을 활발하게 하는 역할을 한다. 어른에게 성장호르몬은 온몸의 세포가 정상적으로 작동하고 늙지 않도록 돕는다.

성장호르몬이 줄어들면 빨리 늙는다. 배가 나오고 근육이 줄고 피부 두께가 얇아져 주름이 생기고 골밀도도 떨어진다. 기억력이 떨어지고 이전에 비해 우울해지거나 걱정도 많아진다. 면역력과 자연치유력이 저하되기도 한다. 만성피로와 무기력증, 우울증과 불면증 같은 증상도 나타난다.

성장호르몬의 분비는 대부분 밤에, 특히 수면 중에 원활해지므로 잠이 부족하면 성장호르몬의 분비도 적어질 수밖에 없다. 따라서 건강을 위해 성장호르몬 분비가 활발해지는 밤 10시에서 새벽 2시 사이에는 숙면하고, 수면 시간도 규칙적으로 유지하도록 한다.

몸의 균형을 바로잡아주는
4가지 테라피

활기를 되찾아주는 힐링 워크

걷기는 관절이나 디스크에 무리를 주지 않아 허리병 환자와 척추 수술을 받은 사람들에게 좋다. 특별한 장비나 복장이 필요 없고 날씨와도 상관없이 할 수 있다. 숲이나 공원에서 자연을 느끼면서 걷는 것이 가장 좋지만, 집 주변의 산책로나 학교 운동장 등도 좋다.

숲 속에서 맨발로 걸어보는 것도 특별한 기분을 선사한다.

마음을 내려놓고 맨발로 흙길을 걷는다. 땅의 차가운 기운과 거친 느낌이 처음에는 어색하지만, 점차 좋은 에너지와 기운이 느껴질 것이다. 흙길, 산길, 황톳길 모두 좋다. 실제로 맨발 걷기는 체내 면역력을 증강시키고, 몸과 마음이 편안해지는 힐링 에너지를 느끼게 해준다.

척추질환을 예방하는 차원에서라면 파워 워킹으로 척추나 관절 근육에 힘을 길러준다. 서 있을 때 70%의 피가 심장 아래로 몰리는데, 파워 워킹을 하거나 조깅을 하면 피가 온몸 구석구석까지 잘 돈다.

특히 파워 워킹은 일반적인 걷기보다 혈기를 샘솟게 한다. 팔과 다리를 크게 움직이며 걷기 때문에 체력과 근력을 동시에 길러준다. 팔을 90도로 굽혀 앞뒤로 크게 흔들어 근육 활용도를 98%까지 높이고, 일반 걷기보다 큰 보폭으로 걷는다. 단, 관절이 약한 사람은 파워 워킹을 하지 않는 게 좋다.

명상으로 긍정적인 마음 갖기

통증을 오래 앓아왔거나 혹독하게 고생한 경험이 있으면 통증에 대한 두려움과 걱정이 무의식중에 생기게 된다. 그래서 조금만 통증이 생겨도 불안해하고, 통증이 금방 가라앉지 않으면 잔뜩 겁을 먹고 병원부터 찾는다.

　신체의 통증은 적합한 치료를 통해 없애고 다스리는 것이 맞지만, 심리적인 위축으로 생기는 마음의 통증은 명상으로 다스려본다. 명상을 통해 사소한 것에 휘둘리지 않는 영적인 힘을 키운다면, 통증으로 인한 걱정과 두려움도 줄일 수 있고 장기적인 관점에서 치료 효과도 더 커진다. 조용한 가운데 홀로 앉아 들숨과 날숨에 집중하면서 무념무상에 젖어본다.

　명상법 가운데 마음챙김 명상이 있는데, 이를 통해 일상의 스트레스도 관리할 수 있다. '마음챙김'이란 자신을 평가하거나 재단하지 않고, 열린 마음으로 현재 일어나는 모든 것에 주의를 집중하는 것이다. 미래에 대한 걱정, 현재 겪고 있는 갈등, 당장 해결해야 할 일 등 모든 생각을 잠시 마음에서 내려놓는다. 명상은 당장 통증을 사라지게 하지는 않지만 불쾌한 감정에 맞서 싸우는 습관을 개선시킬 수 있다.

물 마시기로 수분 균형을 찾는다

물은 우리 몸의 60~70%를 구성한다. 물은 해독작용뿐 아니라 혈액순환, 영양소 운반, 체온 조절 등 인체의 중요한 대사 과정에 사용된다.

수분을 공급하는 것은 신진대사를 원활하게 할 뿐 아니라 척추 건강과도 직결된다. 디스크의 수핵도 90%가 물로 이루어져 있기 때문이다. 디스크에 수분이 부족하면 허리 통증이나 각종 척추질환 유발에 영향을 미친다.

소변이나 땀으로 하루에 배출되는 수분의 양은 약 2.5L 정도다. 식사로 보충할 수 있는 수분은 1.3L 정도로, 나머지 1.2L의 물은 직접 마셔서 보충해야 한다. 세계보건기구에서 권고한 하루 적정 물 섭취량은 8잔(1.5~2L)이다. 한 번에 마시는 것보다 나눠서 마셔야 체내에 부담 없이 흡수된다.

같은 사람이라도 날씨, 기후, 입고 있는 옷, 운동 강도, 운동 시간 등에 따라 필요한 물의 양은 달라질 수 있다. 일반적으로 하루 평균 적정 섭취량은 하루에 소비하는 칼로리와 관련이 있다. 이외에 당뇨병이나 심장질환 등이 있으면 더욱 충분히 물을 마셔야 한다.

건강에 좋은 물은 아무것도 섞지 않은 생수다. 생수에는 산소 외에 칼슘, 마그네슘, 칼륨, 철분 같은 인체에 유익한 미네랄 성분이 함유되어 있다. 물은 온도가 뜨겁거나 너무 차갑지 않게 해서 수시로 마신다.

산림욕으로 몸의 독소를 빼준다

일 년에 한두 번만이라도 심신의 피로함을 풀기 위해 숲으로 향하는 것은 어떨까? 바쁜 일상으로부터 벗어나 좋은 공기를 마시면서 자기만의 시간을 갖는다면 정신 건강뿐 아니라 척추 건강에도 큰 도움이 될 것이다.

특히 숲에는 인간에게 유익한 음이온과 피톤치드가 풍부하다. 숲에서는 도시에서보다 10배가량 많은 음이온이 방출되는데, 음이온은 부교감신경을 활성화시켜 마음을 편안하게 하고 불면증을 없앤다. 피톤치드는 천연 항생제로 인체의 면역력을 높이고, 심신의 건강을 회복시키는 기능을 한다. 이외에도 숲에서는 안정된 상태에서 많이 발생하는 것으로 알려진 뇌파 중 알파파가 증가해 심리적 안정을 취하기에 좋다. 이처럼 숲은 아름다운 경관, 자연의 소리, 피톤치드, 음이온 등 치유 효과를 내는 다양한 요소가 있어 몸의 면역력을 높이고 건강을 증진시킨다.

산림욕은 일사량이 많은 초여름부터 초가을까지 온도와 습도가 높은 시간대에 하는 것이 효과적이다. 피톤치드를 효과적으로 마시려면 기온이 상승하는 정오 무렵 산중턱에서 하는 게 가장 좋다.

척추질환,
비수술 치료에
주목하라!